Zur

historischen Biologie der Krankheitserreger

Materialien, Studien und Abhandlungen

gemeinsam mit

V. FOSSEL, Graz, T. v. GYÖRY, Budapest, W. HIS, Berlin

herausgegeben von

KARL SUDHOFF und GEORG STICKER
Leipzig Bonn

---

6. Heft

Tiberius von Györy

Der Morbus Brunogallicus (1577)

Ein Beitrag zur Geschichte der Syphilisepidemien

Giessen 1912
Verlag von Alfred Töpelmann (vormals J. Ricker)

Zur historischen Biologie der Krankheitserrege

Materialien, Studien und Abhandlungen

gemeinsam mit

V. FOSSEL, Graz, T. v. GYÖRY, Budapest, W. HIS, Berlin

herausgegeben von

KARL SUDHOFF und GEORG STICKER
Leipzig Bonn

---

6. Heft

Tiberius von Györy

Der Morbus Brunogallicus (1577)

Ein Beitrag zur Geschichte der Syphilisepidemien

Giessen 1912
Verlag von Alfred Töpelmann (vormals J. Ricker)

Hof- und Universitätsdruckerei Otto Kindt, Gießen.

Der Bericht des Thomas Jordanus über eine merkwürdige Epidemie zu Brünn in Mähren im Jahre 1577 hat bis heute nicht die rückhaltslose Würdigung gefunden, die ihm zukommt. Wir können nicht umhin, jene Arbeit des allzu früh verstorbenen tüchtigen Arztes, der sich namentlich als gründlicher, umsichtiger und vorurteilsfreier Epidemiologe hervortat, als ein klassisches Werk ersten Ranges anzusehen und auf das hohe Verdienst ihres Verfassers hinzuweisen, die erste ausführliche Monographie über eine extragenitale Syphilisepidemie geschrieben zu haben.

Ganz unbemerkt war sein Buch während der verflossenen Jahrhunderte nicht geblieben.

Vor allem müssen wir bemerken, daß es im Verlauf der ersten fünf Jahre seit seinem Erscheinen drei Auflagen erlebte (1578, 1580 und 1583), ein Beweis für das lebhafte Interesse, mit dem es die Zeitgenossen aufgenommen haben.[1])

Als vierte Auflage wollen wir den Neudruck nehmen, den Gruner in seiner 1793 erschienenen Sammlung[2]), allerdings mit ausgiebigen Weglassungen, dem Werk zuteil werden ließ.[3])

1863 leisteten die Schilderungen und Beobachtungen Jordanus' geradezu aktuell-praktische Dienste. Wurden sie doch von Jeitteles als schlagende Argumente gegen die Antimerkurialisten verwendet. Wir werden später noch darauf zurückkommen, sowie auch der paar Seiten gedenken müssen, die Rittmann der Brünner Krankheit gewidmet hat.

---

[1]) Auch die Auflage von 1583 führt die Bezeichnung Editio II.

[2]) Chr. Gottfr. Gruner, De morbo Gallico scriptores medici et historici. Jenae 1793, pag. 496—582.

[3]) ... ita, tamen, ut, quae omnino a re aliena sunt, i. e. descriptionem municipii, epistolas gratulatoriae [sic!] cet. lubentissime omittam: his enim facile carere possumus.

Von einer ausführlichen Biographie Jordanus' wollen wir hier absehen[1]) und nur kurz anführen, daß er 1539 in Kolozsvár (Klausenburg) geboren wurde, 1566 sich als Feldarzt im Kriege Ungarns mit den Türken auszeichnete und die im Heere wütende „Lues pannonica" genau beschrieb[2]), im Jahre 1570 aber als primus medicus publicus Moraviae nach Brünn kam, wo er bis zu seinem am 6. Februar 1585 eingetretenen Tode wirkte[3]). Hier in Brünn wurde er 1586 in den Adelstand mit dem Prädikate „a Clausoburgo" erhoben.

Ich hatte ursprünglich die Absicht, eine wörtliche Wiedergabe des „Morbus Brunogallicus" zu bieten. Nachdem ich das Werk (in seiner II. Auflage) tatsächlich in toto übersetzt hatte, sah ich, daß ich mit einer etwas verkürzten Ausgabe besser dem Zwecke dienen könne. Denn erstens wiederholt sich Jordanus in seiner außerordentlichen Gründlichkeit zu oft, zweitens aber stehen seine schon von Jeitteles getadelten „beliebten Eigentümlichkeiten in Wortfügung und Redewendung", oder wie sich Rittmann ausdrückt: „die geschraubten Zusammenziehungen und überkünstelten Wortfügungen" einer wörtlichen Übersetzung tatsächlich allzusehr im Wege.

So habe ich vor allem die prächtige, aber für unsere Zwecke ganz entbehrliche Schilderung der Hauptstadt Brünn, sowie alles das, „quae omnino a re aliena sunt", weggelassen, im Beibehaltenen aber mich sehr genau an den Inhalt, wenn auch nicht an die unwidergeblichen Wortfügungen, gehalten.

Die Einteilung des Buches ist folgende:

---

[1]) Man findet sie an folgenden Stellen: Biogr. méd. V, 365, Czvittinger, Specimen 186; Dict. hist. III, 285; Bod P. Magyar Athenas 123; Hirsch, Biogr. Lex. III. 413; Hirsch, Allg. Deutsche Biogr. XVI. 520; Horányi, Memoria Hungarorum II. 242, Jöcher, Allg. Gelehrten-Lex. III. 1967; Katona, Historia critica, XXVIII. 845; Lindenius Renovatus 1020; Rittmann, Culturgesch. Abhandl. I. 17; Schrauf, Fünf Wiener Ärzte und Naturforscher aus dem XVI. Jahrhundert; Szinnyei, Magyar iriól V. 631; Trausch, Schriftst.-Lex. II. 237, Weszprémi, Succ. Med. Biogr. I. 74.

[2]) Siehe: v. Györy. Morbus hungaricus. Jena. G. Fischer 1901. S. 24—29.

[3]) Charakteristisch für den Aufenthalt in Brünn, aus welcher Stadt er nimmer entkam, sind wohl seine folgenden recht melancholisch anmutenden Zeilen: „Nescio, quo meo fato in has sum devolutus terras, ubi, licet ad vitam honeste neque illiberaliter traducendam, omnia abunde suppeditentur, animus tamen suo destituto pabulo, reciproca studiorum aemulatione sublata, commercio literatorum privato, quid voluptatis residuum censes? Steriles absque socio Musae." (Aus seiner Epistola dedicatoria.)

S. 1. Titelblatt. Thomae Jordani medici Brunogallicus seu Luis novae in Moravia exortae descriptio: ad Mag. et. Clar. V. D. D. Julium Alexand. Trident. III. ex ordine imppp. Auggg. Archiatrum. Editio II. Cum censura Cratoniana. Francofurti. Apud haeredes Andreae Wecheli, MDLXXXIII.

S. 2. Jordanus' Bildnis. Rings um das Bild herum: THOMAS JORDANUS A CLAUSOBURGO. PUB. MARCHI. MORA. MEDI. — AETA. 43.

S. 3—8. Epistola dedicatoria vom 15. Oktober 1578.

S. 9—10. Epistola gratulatoria des Julius Alexandrinus vom 17. Februar 1579.

Auf der 11. Seite beginnt der Text des Buches und geht bis zur Seite 88.

S. 89—93. Crato's Brief und Gutachten über das Werk vom 7. März 1580 aus Prag.

S. 94—95. Brief des Dr. Theophilus Homodeus Rhaetus, de dato 4 Cal. Julii 1579.

S. 95—96. Brief des Andreas Dudith.

S. 98—103. Index.

Wir gehen hiermit zur Wiedergabe der Schrift des Jordanus selbst über.

Der beklagenswerter Weise ausgebrochenen Brünner Epidemie, deren Geschichte nun erzählt werden soll, kann die Bezeichnung einer „pestilenzischen“ Krankheit kaum beigelegt werden, da sie nur wenige Menschen weggerafft hat; allerdings war das Bild unter dem sie auftrat, ungewohnt, die Symptome waren geradezu entsetzlich und im Verlaufe von zwei bis drei Monaten ergriff die Krankheit ungefähr achtzig Stadtbewohner und in den Vorstädten über hundert Menschen; und auf den Feldern sah man ohne jede Hilfe eine ungezählte Schar umherirren. Unter den Ergriffenen befanden sich Leute aus dem Ritterstande, Bürger von erprobter Verläßlichkeit und Unbescholtenheit, Matronen von unberührtem Rufe, Jungfrauen von unbefleckter Reinheit.

Was die Krankheit sei, das war anfangs allen ein Rätsel; das unerfahrene Volk kannte die Gründe ihrer Entstehung nicht, war aufgeregt und machte viel Lärm. Das Heer der Quacksalber, das durch die Aussicht auf Beute, wie Geier an die Leichname herangelockt ward, kannte das nähere Wesen des Krankheitszunders ebensowenig und als sich auch nach mehrmaligen Untersuchungen kein Resultat ergab, da begann es die Geschehnisse einfach anzustaunen, unterließ das weitere Forschen und griff ziellos und kopflos zu unnützen und massenhaft verordneten Gegenmitteln;

nutzte das Eine nicht, so schlug man einen andern Weg ein, ersetzte Kaltes mit Warmen, gelinde und unwirksame Mittel mit stärkeren, man griff später sogar zu schädlichen. Die eingeprägte verderbliche Gewohnheit, die sichtbaren, dem Blick sich verratenden Krankheiten, wie es eben sämtliche Hautkrankheiten sind, den Badern, diesen Bösewichten, zuzuweisen, betätigte sich auch diesmal. Vielleicht war es aber gerade die „Arroganz“ der solche Behandlungen einst verschmähenden Ärzte, die den allerdings nicht hinlänglichen Grund dazu gab, daß man sich von ihnen abgewendet hat.

Außerhalb der Mauern der Stadt Brünn gab es drei öffentliche Badehäuser, in die die Leute aus Reinlichkeitsgründen, und um sich blutige Schröpfköpfe setzen zu lassen, an bestimmten Tagen einkehrten. Das außerhalb des Juden- oder Grünen Tores stehende Bad war das vornehmere und prunkvollere; es erhielt einen Vorrang den anderen gegenüber sowohl durch das Schmuckhafte des Gebäudes wie auch die beflissenere Mühewaltung der männlichen wie weiblichen Bediensteten und wurde auch von beiden Geschlechtern des hohen und niederen Adels besucht. Obwohl die Quelle, aus der das Bad sein Wasser erhielt, der schmutzige Schwarzawafluß gewesen, so war dieses Wasser doch das geeigneteste zum Baden, weil es mittels Filtrierung gereinigt war. Am Fuße des Spielbergs gab es auch noch andere Quellen, denen ein von einer beträchtlichen Menge von Salpeter und Kalkstein durchsetztes Wasser entquoll, das durch die reibende Fähigkeit seiner Bestandteile die Haut weißer zu machen vermochte. Dennoch siegte die Meinung, daß man hierher mehr des Genusses als der Nützlichkeit halber gehe und daß man sich hier nur ergötzen wolle. Von dem ersteren Bad ging der Beginn der Krankheit aus; hier hat sie sich vervielfältigt, von hier strömte der Ansteckungsstoff aus.

Es war an jenem Tage zur strengen Winterszeit, den die in der Astrologie Bewandten als den Eintritt der Sonne in das Zeichen des Bocks bezeichnen, wo das Volk das Fest der hl. Lucia begeht, zwei Wochen vor des Erlösers Geburtsfest, im Jahre 1577, — als all diejenigen, die den Schwitzraum des Bades betraten, wo sie sich in die Haut schneiden und Schröpfköpfe setzen ließen, durch die Krankheit befallen wurden. Die schädliche Wirkung empfanden sie aber nicht allsogleich. Bei einigen blieb die Krankheit acht Tage hindurch unbemerkbar, bei andern verliefen zwei Wochen, ja ein ganzer Monat, bis sie sich offenbarte; es hing dies wohl von der Stärke des Agens wie von der Widerstandskraft des Betroffenen ab. Vor ihrem Ausbruche aber bemächtigte sich der von ihr Befallenen eine ungewöhnliche Niedergeschlagenheit oder Mattigkeit; sie waren müde und träge zur Verrichtung selbst der alltäglichsten Obliegenheiten. Ihr Geist war gedrückt, ihr Blick traurig, das Denkvermögen versagte gerade so, wie Hände und Füße. Man sah sie wie Schatten, nicht wie Menschen umherirren. Die Gesichtsröte verwandelte sich in Blässe; der Glanz der Augen schlug plötzlich ins Düstere um und ein dunkler Ring bildete sich rings um sie, ähnlich dem der menstruierenden Frauen; die heitere Stirne faltete und verdüsterte sich. Die geschwollenen Stellen der Schröpfköpfe wurden von heftigem und unstillbarem Brennen ergriffen; später folgten häßliche Abszesse und Geschwüre, die von eiterigem Blut trieften; rings herum traten zollbreite Pusteln, die mit Grind bedeckt waren, auf, und als dieser herabfiel oder aber künstlich entfernt wurde, da floß ein dünner, seröser, unkräftiger, auch eiteriger, bei manchen ein scharfer und ätzender Schleim heraus; das Fleisch war um die Stelle des Schröpfkopfes mit einem Saum umwallt, angefressen, faulig, und verbreitete einen gräßlichen Geruch, ähnlich wie bei phagedänischen und telephischen Geschwüren. Es war gleich von Anfang sehr eigentümlich, daß unter so vielen Stellen der angesetzten Schröpfköpfe insgesamt nur eine, oder höchstens zwei, ausnahmsweise drei in Eiterbeulen übergingen; ließen sich doch die Leute 3—10, die Schwiegermutter des Schneiders Laurentius sogar 15 Schröpfköpfe setzen. Bei manchen war der Körper mit Pusteln besät, das Antlitz verlor seine Form, die Augenlider hingen traurig, der Blick erschrocken, Rücken, Brust, Bauch, Füße, Genitalien, alles war mit grindartigem Hautausschlag und etwas aus der Haut herausragenden Geschwüren behaftet, welche die Breite eines Zweikreuzerstückes oder eines Daumennagels aufwiesen, deren Umgebung rötlich und deren Oberfläche weißlich beschmutzt war (die Barbaren nannten es: „Tinea"). Auch diese sonderten eine fette Flüssigkeit, einen zähen Schleim ab, der nicht den Eindruck eines Eiters, sondern einer dunklen Jauche machte. Nach der Heilung und dem Verschwinden des Hautleidens blieben schwarze, bleifarbene oder braune Flecken zurück, die ganz verschieden von Impetigo und Vitiligo waren. Schritt aber die Krankheit vorwärts, so wuchsen am Kopfe Schwielen, die unter den größten Schmerzen und Jammern barsten oder aufgeschnitten werden mußten und dann einen honigartigen, und der aus den Nadelhölzern heraussickernden Flüssigkeit ähnlichen harzigen, zähen und klebigen Schleim absonderten. Hatten sich diese bösartigen und geradezu ekelhaften Abszesse mit großer Beschwernis entleert und waren sie nur langsam zugeheilt, so trat ein neues Symptom hervor. Sämtliche Glieder des Körpers, die Arme, die Schulterblätter, die Ellenbogen, die Füße, die Waden, die Schienbeine, diese am meisten an der Stelle, wo sie des deckenden Fleisches bar, nur durch die Beinhaut bedeckt sind, wurden von einem stechenden Reißen erfaßt; die Kranken kennzeichneten das Gefühl ihres Schmerzes mit den Worten, es sei ihnen, als ob man sie mit Sägen schneide oder mit glühenden Zangen zwicke. Die Glieder waren schwer und bedurften einer Stütze, denn sie konnten sich durch ihre eigene Kraft weder aufrichten, noch aufrecht erhalten; man mußte die Kranken wegen ihrer gänzlichen Entkräftung unter den Achseln stützen. Es gab keine Ruhe für sie; es war ein beständiges Klagen, Stöhnen und Weinen wegen der unausgesetzt quälenden Schmerzen. Die Nacht, wo sich die müden Glieder in süßem Schlaf auszuruhen pflegen, verstrich für sie schlaflos und steigerte ihre Qualen. Bei anbrechender Morgenröte erfaßte sie ein trügerischer Hoffnungsschimmer auf Ruhe, doch die Qualen erneuerten sich in dem Maße, daß sie den Tag anklagten, er sei bös und feindlich; und wiederum erschauderten sie selbst bei dem Gedanken und der Erinnerung an die Nacht. Nicht eine, nicht einige Nächte waren so schlaflos vergangen, sondern — trotz der versuchten Heilmittel — oft die Nächte eines ganzen Monates; man mußte wirklich staunen, daß schon bei diesem einzigen Symptome die kräftegebrochenen Menschen dem Tode entrinnen konnten. Auch der Kopf blieb nicht unverschont. Denn außer dem schon besprochenen Grind, den Beulen und Schwielen wurde er, besonders in der Gegend des Hinterhauptes, von den heftigsten Schmerzen geplagt, die die Menschen noch mehr entkräfteten, bei manchen sogar ein Irresein herbeiführten, das sich erst dann zu bessern begann, als sich ein eitriger, übelriechender Schleim Tage hindurch durch die Nase entleerte. Während des ganzen Krankheitsverlaufes waren die Kranken für die Genüsse des Gaumens unempfänglich; sie hatten keine Lust, weder der Ceres, noch dem Bacchus zu fröhnen; weder Gewürze, noch Leckerbissen, aber auch die gaumenreizendste Kochkunst konnten ihnen kein Verlangen danach einflößen. Sie waren abgeneigt, sich in Gespräche einzulassen; sie flohen den Anblick der Menschen und führten ein abgesondertes Leben, vielleicht aus Scham, vielleicht aus Empörung darüber, daß sie dieser Seuche so ganz ohne eigenes Verschulden und mit so geringer Hoffnung auf Heilung anheimfielen. Unwissend in jeder Beziehung standen sie ratlos ihrer Krankheit gegenüber, die sich — anfangs unbemerkbar — nur langsam in den Tiefen entfaltete und ihre Kräfte verschlang. Sie hatten sich lange Zeit hindurch vor der Öffentlichkeit verkrochen, bis sie endlich einige Leidensgefährten entdeckten, mit denen sie ihre Krankheitssymptome verglichen und sich durch diese Aussprache gemeinsame Befreiung bereiteten. Von da an klagte ein jeder an Plätzen, Straßen, Gassen und in den Gasthäusern von seinem Leiden und als die Menschen die Gleichartigkeit ihres Leidens durch die vorausgegangenen Symptome festgestellt hatten, da behaupteten sie durchweg einstimmig, ihr „Virus“ aus dem Bad geholt zu haben; es war eben kein einziger unter den Erkrankten, der nicht dasselbe Bad gebrauchte, wo er sich auch schröpfen ließ und hiemit die nämliche Schröpfwundenkrankheit erwarb.

Als man darüber übereingekommen war, da stürzte ein Teil des Volkes auf den Badevorsteher Adam los und forderte, daß er sich vor Gericht stelle; ein anderer Teil zog auf das Rathaus und bat den Senat, dem Frevel nachzuspüren, das „Veneficium“ scharf zu untersuchen. Denn das Verbrechen sei gräßlich und nur mit dem Tod sühnbar. Die Bader hätten sich zum Verderben der Bürger verschworen.

Als sich der Aufruhr langsam legte, wurde Adam vorgeladen und der Senat stellte ihn ob der Ungeheuerlichkeit seines Vorgehens zur Rede, Aufschluß fordernd, woher die Seuche entsprang? durch wessen Schuld? durch welchen Ansteckungsstoff? Außer Tränen aber und Flehen und Entschuldigungen konnte man aus Adam nichts herauspressen. Es sei ihm nichts bekannt; er sei sich keiner Schuld, keiner Verschwörung bewußt. Viele Jahre hindurch führe er in der Stadt einen ehrbaren Lebenswandel, achte auf die Unbescholtenheit seines Namens und als Vorsteher des Bades diene er hingebungsvoll jedem Badenden. Die Ansteckung sei offenbar; gewiß sei aber auch auffällig, daß gerade ihn das Contagium nicht infiziert habe; er wisse nichts von dem Ursprung und dem Grunde der Seuche, sie sei auf Kosten seines Rufes und Wohlstandes ausgebrochen, und darum wäre die Annahme doch wahrlich töricht, er habe seine eigene und seiner Kinder Gesundheit und ihr ganzes Glück durch ein derartig großes Verbrechen freiwillig aufs Spiel gesetzt. Der allerweiseste Senat möge daher den Verdächtigungen kein Ohr schenken, die Ränke könnten ja mit Gottes Zustimmung gesponnen sein und in diesem Falle durch keine menschliche Macht hintangehalten werden; seien sie aber durch das böse Werk der Zauberer zustande gekommen oder durch den Neid böswilliger und schlechter Menschen, die ihm heimlich einen Schaden zufügen wollten, so werde er sich jegliche Mühe geben, daß sich seine Unschuld herausstelle, und damit er dem Grund, soweit nur möglich, mit Erfolg nachgehe, möge man ihm nur angeben, was man zum Ziele führend oder zur genauen Untersuchung notwendig erachte, man betrachte ihn nur nicht für einen Verbrecher. Auch wolle er nichts verheimlichen, selbst wenn ihm tausend Tode bevorstünden. Wenn es sich aber herausstellen sollte, daß er die kleinste Veranlassung zu dieser Ansteckung geboten habe, geschweige daß er sich als Verursacher entpuppen sollte, so möge man ihn verfluchen.

Nun wurde Adam entlassen. Es kam die Reihe an den Diener, dem infolge seiner manuellen Geschicklichkeit und Genauigkeit das Amt der Skarifikation zugewiesen war. Er war es, der die Wunden schlug, aus denen, wie aus einem Quell, die Symptome an den für jedermann sichtbaren Stellen hervorbrachen. Es erging der Befehl, daß dieser Mann einem Verhör zu unterziehen sei. Der junge Mann wurde mit harten Worten angefahren und er vermutete mit Recht, daß es nun auf ihn losgehe. Senat und Bürgermeister drohten ihm, daß Kerker und Tortur des Übeltäters harrten; erschrocken ergriff er die Flucht. Hierdurch wurde der Verdacht gegen ihn nur um so mehr genährt und die vorgefaßte Meinung der Menschen betreffs der Person des Missetäters bestärkt, indem sie sich jetzt ganz gegen diesen flüchtigen Badediener wandte. Es wurde dem Bürgermeister tatsächlich der Auftrag gegeben, den jungen Mann verhaften zu lassen; man schrieb nach Breslau, Nürnberg und Wien an seine Kameraden sowohl, wie an die Vereinigung der Bader, daß man ihn auf seiner Flucht ergreife und gebunden und in Fußspangen gefesselt zurückstelle. Man hat ihn aber nirgends gesehen.

Nun hieß es von neuem, daß die Skalpelle und Schröpfinstrumente mittels magischer Zaubersprüche infiziert und mit Gift bestrichen gewesen sein sollten. Damit auch dieser Verdacht beseitigt werde, brannte der Badevorsteher die eisernen Geräte alle aus, zerbrach sämtliche in seinem Besitz befindlichen Kupfer-Schröpfköpfe und warf sie ins Feuer. Ja, er ging noch weiter, indem er, für den Fall, daß der Dampf infiziert wäre, den Schwitzraum des Bades samt dem Heizofen von Grund aus abreißen und neue Feuerwände bauen ließ. Auch hierbei blieb es nicht. Nachdem er die Instrumente im Feuer durchgebrannt, nachdem er den Ofen erneuert hatte, ließ er noch den Brunnen dreimal von Grund aus ausschöpfen und reinigen. Auch da zeigte sich keine Spur irgend eines Giftes.

Nun brach der Lärm von neuem los. Es hieß, der Vorsteher sowohl, wie seine Bediensteten seien mit der Lustseuche infiziert gewesen. Da man aber hierüber nichts bestimmtes erfahren konnte, so behaupteten einige, man habe in den Zwischentagen, während welcher die Bäder der Öffentlichkeit verschlossen waren, Syphilitische im warmen Raum mit Quecksilber eingerieben und hierdurch der Ansteckung die Pforten geöffnet. Adam schwor dem Jordanus einen feierlichen Eid, niemals mit „Gallicis“ zu tun gehabt zu haben; selbst das Verfahren des Einreibens oder irgend ein anderes Heilverfahren sei ihm unbekannt. Er konnte dies ruhig behaupten, denn er fügte hinzu, daß keiner seiner Familienangehörigen durch Hautausschläge affiziert oder durch Schmerzen gepeinigt war, obwohl sie die Badenden unausgesetzt bedient hatten. Sie wären wohl schlechter gefahren, wenn sich das Contagium vom Bade aus verbreitet hätte.

Indessen peinigte die Krankheit die Befallenen ohne Unterlaß und ließ nicht nach. Erst zur Zeit des Frühlingsaequinoktium, beim Eintritt der Sonne in das Zeichen des Widders, fing sie an auffällig abzunehmen und zu Pfingsten konnte man endlich sagen, daß sie gänzlich aufgehört hatte und niemand von ihr mehr ergriffen werde. War dies die Folge der großen Verödung des Bades, das zu betreten man vielleicht Furcht hatte, und das nur mehr einige Bauern besuchten, die die Geschehnisse nicht kannten oder als Lüge zurückwiesen und verlachten, — vielleicht war es die Folge eines Befehls des Stadtrichters, der sich auf die Autorität des Rats stützend, die Ausübung seines Geschäftes dem Adam untersagte; vielleicht aber hatte Adam selbst, um gänzlich jeden Verdacht von sich ferne zu halten und auch weil er ohnedies all seinen Gewinnst verlor, aus eigenem Antrieb das Bad zugesperrt. Er spendete unterdessen, wenngleich vergeblich, reiche Hilfe den Erkrankten; er bedeckte ihre Wunden mit grauem Pflaster, behandelte ihre eigentümliche Hautausschläge mit „Topfwasser“ usw.

Es verlautbarte immer mehr: ist die Krankheit neu, so müssen auch ihre Gegenmittel neue sein. Für das ungewöhnliche Übel schätzte man die weniger gewohnten Mittel für vorteilhafter. Die einfachen Leute suchten jene auf, die ihnen das Teuerste anboten, aber das Elendste verkauften.

Der erste Infizierte war Wenzeslaus Rausch, ein Handelsmann guten Namens, der gegenüber dem Rathause wohnte, über 40 Jahre alt, von kleiner Statur, roter Gesichtsfarbe, von gedrungenem Körper, von warm-feuchtem Temperament, vollblütig. Als er in das Bad ging, ließ er sich fünf Schröpfköpfe setzen; einen ganz oben am Nacken, zwei andere an den Lenden, und zwar je einen über die Gegend der Nieren und schließlich je einen an den beiden Knien. Während die übrigen Stellen unversehrt blieben, so gingen jene am Nacken und an der linken Nierengegend in Geschwülste über. Die obere Stelle war auch mit einem Frieselausschlag besät. Der Schmerz war kein geringer. Leicht hätte man zu Beginn die Bildung der Wunde zum Stillstand bringen können; der Kranke aber reiste aus Geschäftsrücksichten nach Hradisch und kehrte nach 14 Tagen ungeheilt zurück und begab sich wieder in das Bad. Er hieß den Badediener, ihn unterhalb der leidenden Stelle, doch ganz nahe an ihr, zu schröpfen. Dieser aber vollzog den Befehl so ungeschickt, daß er — einen überaus großen Schmerz verursachend — ein nicht allzukleines Stück aus der Haut mitriß. Nun erst begann das durch den

Schröpfkopf beschädigte Fleisch bei großer Hitze und Brennen zu schwärzen, wobei der Kehlkopf, der Rachen, der Nacken und der Hals ungemein anschwollen. Es traten buchtige Hohlgeschwüre auf, in deren Höhlungen man den halben Finger hineinstecken konnte. Der herbeigeholte Bader Mathias verabreichte kalte Mittel, unguentum album und oleum rosaceum, acht Tage lang, half aber nichts. Zur Milderung der Hitze versuchte er den Liquor hyoscyami peregrini floris lutei („quem Tabaccam foeminam vocant"), den er von den Jesuiten holen ließ; mittels darin eingetauchten Linnenlappen machte er kalte Umschläge auf die Geschwüre und auf den noch verschonten Hals, bis es ihm gelang, die Hitze zu vertreiben. Die Stelle des untern Schröpfkopfes in der Lendengegend eiterte auch, doch nur in minderem Umfange; weniger hartnäckig heilte sie auch besser; da aber die Stiche hier tiefer waren, so verursachten diese noch nachher, wenn auch keine Schmerzen, so doch eine langdauernde Empfindlichkeit. Es wurde der Aeskulap der Katabaptisten, Johann Tengler zu Rat gezogen; dieser wendete nur örtliche Mittel an und heilte die Wunde mittels austrocknenden Pflasters. Als die Heilung der Wunde schon bis zur Vernarbung gediehen war, trat ein Heer neuer Symptome auf. Schon nach vier Tagen verbreitete sich über die ganze Haut ein ungeheurer Schmerz. Das bisher abgeschlossene Virus befiel den ganzen Rücken, die Schulterblätter, die Hüften, die Arme und die Füße bis zu den Fußspitzen, drückte dabei die Nerven und vernichtete die Kraft des Gehens und des Fassens; die in der Nacht sich noch steigernden Schmerzen waren auch bei Tag nicht gering und raubten die Möglichkeit des Ruhens. Dieser Zustand dauerte acht Tage lang. Der Kranke faßte nun Hoffnung, seinem Berufe nachzugehen, vielleicht aber trieb ihn mehr noch die Gewinnsucht dazu: 14 Tage vor Ostern ging er nach Kiew auf den Markt. Hier angelangt, verschlimmerte sich das ganze Übel aufs neue, die Schmerzen zogen bald ins Knie, bald in die Waden, bald traten sie anderswo auf, um wieder in die ursprünglichen Stellen zurückzukehren und ihn unermüdlich zu quälen. Es wurden Götter und Menschen um Hilfe angefleht. Er begoß Knoblauch mit heißem Wein und bedämpfte damit die Füße; als sie stark erhitzt waren, rieb er sie mit Wacholderöl ein, so daß der ganze Fuß rot wurde, dabei applizierte er öfters Sinapismen. In diesem 14 Tage lang dauernden Zustand erreichte er Ungarisch-Brod, wo er auf den Rat von Quacksalbern ein Knoblauch-Dekokt machte und damit den ganzen Körper abwusch. Während des Gebrauchs wurden die Schmerzen erträglicher, um später um so heftiger aufzutreten. Von da ging er nach Hluk, wo ihm die Katabaptisten sowohl auf dem Fußrücken, wie über den Knöcheln und auf den beiden Wadenseiten bis zu den Knien sehr heiße Schröpfköpfe setzten. Alles war vergeblich. Drei Stunden lang verspürte er Erleichterung, dann aber begannen die Schmerzen von neuem. Es wurde das „Gichtkraut“ versucht, das nach der Beschreibung des Kranken die Zaunrübe gewesen sein mag, man stampfte sie in Schweinefett; doch half sie auch nicht.

Nach Hause zurückgekehrt, beliebte es ihm, des Scharfrichters Hilfe zu erproben. Dieser rieb ihn mit Pferde- und Menschenknochenmark ein; er empfand eine nur sehr kleine Erleichterung danach. Als auch Tengler nichts mit den verschiedenen Kräuterdekokten und Kataplasmen ausrichtete, kehrte er sich den Vesikantien zu und applizierte an beiden Waden Canthariden, verursachte sich aber auf diese Weise an vier Stellen der Haut derartige Verschwärungen, daß auch noch eine Bindegewebsentzündung entstand, die ungemein schmerzhaft wurde. Das Vertrauen des Patienten zu Tengler, der die hippokratischen Maximen eines rationellen Heilverfahrens vollends außer Acht gelassen hatte und in Irrtümern so sehr herumschwankte, daß dem Kranken schon Herzschwäche und die Gefahr der Erstickung drohten, schwand endlich. Nach verschiedenen weiteren Mißerfolgen wandte sich der Patient an Jordanus. Dieser hörte die zahlreichen Klagen und die Aufzählung der noch zahlreicheren und vergebens versuchten Mittel an und verordnete ein Mithridat mit dem Zweck, den Patienten zum Schwitzen zu bringen; denn bisher ließ man ihn überhaupt nicht schwitzen. Dies geschah auch, und der Erfolg machte den Patienten fröhlich und lustig. Kaum fühlte er sich einigermaßen besser, so begab er sich wieder auf Reisen und suchte Märkte und Krämerladen auf; einige Wochen lang ging dies ganz gut, bis ihn plötzlich ein schweres Kopfweh, Stumpfsinn, Angstgefühl, Traurigkeit, Mißmut und Lebensüberdruß erfaßten. Am Kopf, an der Brust, am Gesicht brachen kleine Pusteln und rote Flecken hervor und der ganze Körper war mit einem flohbißähnlichen Exanthem bedeckt. Zu dieser Zeit konnte ihm Jordanus nicht beistehen, da er sechs Monate lang in einer Burg mit der Behandlung eines Barons beschäftigt war. Der Patient ging also wieder zu seinem früheren „Aeskulap“. Dieser geriet von neuem auf Irrwege und verschrieb ihm das von den Wundärzten so oft verabscheute Turpethum Minerale, ohne aber ihn durch einen Aderlaß dazu vorbereitet zu haben. Auch hatte dieser Mann den großen Fehler, daß er stets die gleich großen Dosen, ohne Rücksicht auf Geschlecht und Alter und ohne Vorschrift einer passenden Diät verschrieb. Er verließ sich rein auf die Wirkung des Mittels. Es wurde der Turpeth in Form von erbsengroßen Pillen verabreicht, am ersten Tag 5 Stück, die folgenden Tage in kleinerer Dosis. Sie hatten die Wirkung, daß der Kranke stets nach der Einnahme erbrach, schließlich so oft, daß er daran fast zugrunde ging. Später genügte schon der Anblick der Pillen, um ihn zum Erbrechen zu reizen. Geschwitzt hatte der Patient während der ganzen Kur ein einziges Mal. Als peinigendes Symptom stellte sich die Salivation ein, als Folge des im Turpethum Minerale enthaltenen Quecksilbers, und bald darauf fast gänzliches Unvermögen, zu schlucken. Acht Tage hindurch konnte der Kranke keine Speisen zu sich nehmen. Am neunten Tage trat Nephritis mit starken Unterleibsschmerzen auf. Auch ein Stein entfernte sich aus der Niere (Jordanus meinte, es wäre konglomeriertes Quecksilber gewesen). Nichtsdestoweniger war der Patient bald darauf hergestellt, so daß er die gewohnte Lebensweise wieder aufnehmen konnte.

Die Gattin des braven Kräuterhändlers Adam Bernauer, Anna, von feuchtwarmen Temperament und brauner Hautfarbe, mager, 36 Jahre alt, begab sich acht Tage vor dem Bacchusfest ins Bad; sie ließ sich sieben Schröpfköpfe setzen und zwar über den beiden Schulterblättern, auf den Nacken, den Rücken und über die Knie. Eine Exulzeration trat lediglich an der rechten Skapulargegend auf, aus deren Mitte eine erbsengroße Pustel hervorragte; sie empfand zwanzig Tage hindurch ein leichtes Jucken, ein Unbehagen und mehr nur ein Gefühl des Belästigtseins, kaum aber einen Schmerz. Nun ging sie wieder ins Bad, ließ sich wieder sieben Schröpfköpfe setzen, darunter einen ganz nahe der leidenden Stelle. Das Übel schlich weiter und das Geschwür griff um sich, erreichte die Breite einer Hand und nahm eine satt-rote Farbe an. In seiner Nähe traten beständige Zuckungen auf. Die Patientin empfand eine sehr große Hitze. Auf Rat ihres Gatten legte sie zweimal das Triapharmaconpflaster auf, wonach das Geschwür durch Vernarbung verheilte. Am Karfreitag bemerkte sie eine Gefühllosigkeit und Schwere der Hände, der Deltamuskel samt dem Akromion leisteten bei dem Heben der Arme Widerstand und diese hingen wie gelähmt herunter. Um verschiedene Arzneien einzukaufen, reiste der Kräuterhändler nach Linz. Als er zurückkehrte, sah er Kontraktionen an der Hohlseite der Handwurzel seiner Frau, wobei die Finger in der Richtung des Ellenbogens und des Radius krampfhaft einwärts gebogen waren. Die heftigsten Schmerzen traten auf, die die Frau nicht zu Schlaf kommen ließen. Fünf rote, ziemlich breite Flecken zeigten sich im Gesicht; an der rechten Hand, von der Handwurzel begonnen bis zum Ellenbogengelenk, erschienen weitere drei oder vier, jedoch kleinere Pusteln. Ausschlag war keiner da. Der Kräuterhändler erinnerte sich noch aus seiner Dresdner Lehrlingszeit, die er dort in einer Apotheke zugebracht hatte, eines Antidotes, die einige berühmte Ärzte zur Behandlung von Hautkrankheiten zusammenstellten und dachte, daß eine Portion dieses Antidots seiner Frau zuträglich sein könnte und bereitete sie zu. Schon nach der zweiten Einnahme begann sie die Arme zu bewegen. Am dritten Tage gab er ihr ein schweißtreibendes Mittel, das er sechsmal erneuerte; das Antidot wurde noch zweimal genommen und die Kranke schien als genesen. Tatsächlich, so lange sie sich warm hielt und schwitzte, ging es ihr sehr gut. Als sie aber ins Freie ging, namentlich bei feuchter Witterung, bei Südwind, bei den Temperaturschwankungen der Frühlingszeit, stellten sich die früheren Symptome von neuem ein und besonders zur Nachtzeit wälzte sie sich unaufhörlich im Bett herum und fand darin keine Ruhe.

Das Guajakholz wurde in Brünn für schimpflich gehalten und die durch die Syphilis Angesteckten, die es gebrauchten, wurden, wohin sie nur gingen, überall der öffentlichen Verachtung preisgegeben und dadurch geradeso förmlich ausgestoßen wie etwa bei den Hebräern die Leprösen. Wurde das Holz mit irgend einem Kranken in Zusammenhang gebracht, so verlor dieser sowohl die Achtung der Mitmenschen wie seinen guten Ruf. Jordanus wollte die ehrbare Matrone dem nicht ausliefern. Er tat, was er in ähnlichen Fällen zu tun pflegte; er empfahl den Gebrauch der naheliegenden Thermen, dies um so mehr, als er stets Zweifel hegte, daß die Kranken die bei Gebrauch des Guajaks unerläßliche Diät einhielten, und dabei auch bestimmt im vorhinein wußte, daß die Thermen nichts nützen und die Kranken selbst dann um so gieriger nach dem Guajak verlangen würden. Die Patientin ging nun mit ihrer Schwester in die Thermen. Nach einigen Tagen erhielt Jordanus vom Gatten einen Brief mit folgendem Inhalt: „Du riethst meiner Gattin das Baden in den Thermen; sie versuchte es. So oft sie ein Bad nahm und so lange sie sich im warmen Wasser aufhielt, war sie schmerzfrei; sobald sie aber den Fuß aus dem Wasser herauszog, kamen die Schmerzen zurück und wurden noch unerträglicher. Ich riet ihr das Trinken des Guajakdekokts und sie befolgte meinen Rat . . . .“

Jordanus stimmte zu; nachdem er die Kranke purgiert und ihr zur Ader gelassen, gab er ihr 18 Tage hindurch, unter Beachtung der üblichen Maßregeln, Guajakdekokt zu trinken. Länger es zu nehmen, war sie nicht zu überreden, da sie nicht gerne zu Hause blieb, dabei sich selbst täuschte, weil sie ihre Kräfte überschätzte, indem sie schon nach zwei Tagen nähen, stricken und die übrigen weiblichen und häuslichen Obliegenheiten zu versehen begann. Sie konnte tatsächlich ohne Schmerzen den Arm und die Hände gebrauchen. Da es ihr auch höchst unangenehm war, bei verschlossenen Fenstern im Hause zu verweilen, so ging sie in Regen und Nebel hinaus an die freie Luft, vernachlässigte die Diät ganz (sie entsagte auch dem Wein nicht!), so daß sich am 14. Tage die nämlichen Symptome, doch in erhöhtem Maße, einstellten, die sie zuvor geplagt haben. Jordanus war zu dieser Zeit abwesend und sie griff wieder zu dem schon weggestellten Turpeth. Tengler verordnete ihr 15 Pillen. Es trat sofort Erbrechen auf, dann stellte sich Diarrhoe ein, am dritten Tag verlor sie die Stimme, so daß sie sich nur mittels Zeichen verständlich machen konnte. Der Symptomenkomplex wurde immer ärger. Tengler machte sich aus dem Staub. Der Krämer war indigniert und besprach sich mit den bekannten Ärzten, die der Kranken soweit halfen, daß sie wieder zu sprechen begann. Als Jordanus heimkehrte, gelang es ihm, sie bald wieder ganz herzustellen.

Die ältere Schwester der Bernauer, die Frau des Besitzers des ersten Gasthofes Scheittermann, eine muskulöse Frau von kalt-feuchtem Temperament, ging mit ihrer Schwester zusammen ins Bad und ließ sich ebensoviel Schröpfköpfe setzen, wie jene. Von den sieben Stellen wurde nur eine und zwar die unter dem rechten Schulterblatt ulzerös. Der Bader gab ihr lange Zeit hindurch Pflaster. Das Geschwür bedeckte sich mit einer harten Kruste, juckte heftig, und als man die Kruste mit den Nägeln entfernte, bildete sie sich von neuem. Die heftigsten Schmerzen befielen die Waden, die Sohlen, die Schienbeine und das Sprungbein, so daß sie wie ein wildes Tier brüllte. Nebenbei war sie derart widerspenstig, daß sie ein jedes Linderungsmittel zurückwies. Nur schwer konnte Jordanus sie dazu überreden, statt des gewöhnlichen Trankes zwei Tage hindurch gezuckerte Ziegenmolke zu sich zu nehmen. Die Schmerzen erstreckten sich schon auf den ganzen Körper, der voll von Knoten war, so daß sie weder stehen, noch sitzen und gehen konnte. Die zu Umschlägen verwendeten Lappen waren mit übelriechender Jauche der Geschwüre getränkt und so oft sie gewechselt wurden, rissen sie die Krusten mit sich und vervielfältigten auf diese Weise die Wunden und die Schmerzen. Diese unerträglichen Leiden konnten aber ihre starke Seele weder brechen noch beugen. Ohne eine Erleichterung zu verspüren, nahm sie den Turpeth in halben Dosen. Sie lag da, mehr einem Leichnam als einem lebenden Menschen ähnlich, und verbüßte so die verdiente Strafe ihrer Unfolgsamkeit, da sie lieber die Quecksilbereinreibungen und Räucherungen versuchen wollte als irgend welches innerliche Mittel.

Paul, der Kassier, war aus den nämlichen Gründen erkrankt. Am rechten Fuß, um die Knöchel herum war der Sitz der Krankheit, mit Hohlgeschwüren. Nach Einnahme der Pillen wurde er vom Fieber erfaßt und ließ wegen der überaus großen Hitze sämtliche Fenster öffnen. Es stellte sich bei ihm eine profuse Darmblutung ein, der später Blutgerinsel und schwarzer Kot folgten. Infolge einer Lungengeschwulst wurde ihm die Nahrungsaufnahme unmöglich und er mußte hungern, so daß er nach Ablauf von einigen Tagen, während welchen er seiner ganzen Nachbarschaft wegen seines vielen Schreiens und Jammerns höchst lästig wurde, starb. Dieser unerwartete Fall schadete dem Ansehen des Kurpfuschers ungemein, rüttelte stark am Vertrauen zu seinen Medikamenten und fachte die Begierde der Kranken nach verläßlicheren Heilmitteln an.

Der Krämer Thomas Breuner ist samt seiner Gattin an der Brünner Krankheit gestorben. Sie nahm drei Tage hindurch täglich 10 Pillen ein und ihre Füße schwollen immer stärker an. Üblicherweise wurde sie zum Erbrechen veranlaßt; sie fing das Erbrochene in einem Tongefäß auf, an dessen Wände sie ringsherum das reine Quecksilber anhaften sah. Hierdurch erschreckt und weil sie sich stets schlechter und schlechter fühlte, wies sie zuletzt dem sie behandelnden „Bösewicht" die Tür.

Aus Ungarisch-Brod kamen zum Brünner Pferdemarkt zwei Juden. Sie infizierten sich selber im Bad. Der eine starb daran zu Pfingsten, der andere wurde von Aussatz bedeckt.

Die Tochter des Dietrich Molius, eine heiratsfähige Jungfer von besonderer Schönheit, ein höchst gebildetes Mädchen, wurde auf die elendste Weise entstellt, aber durch den Turpeth für eine Zeitlang wieder hergestellt; später kamen von neuem um die Stirne und die Augenlider herum Pusteln zum Vorschein.

Die Quacksalber kurierten eben auf eine Weise, daß sie die Kranken nicht gänzlich gesund werden ließen, trotzdem sie sie versicherten, sie wären vollständig „immun" geworden. Es verbarg sich aber stets ein virulenter Keim in ihnen, der früher oder später hervorbrach und sie mit einer „Rezidive" bedrohte. Vielleicht war die Geldgier der Kurpfuscher Schuld, daß immer etwas Krankheitsstoff übrig gelassen wurde, der ihre Hilfe wieder erheischte, oder aber war es die Malignität des schädlichen, noch nicht bezwungenen Medikamentes, das immer neue üble Zufälle verursachte.

Zwei alte Frauen, Cerdo und Stendlia, wiesen in ihrer Krankheit den Turpeth zurück und gingen zum Bader, um sich kurieren zu lassen. Dieser purgierte sie, dann schloß er sie in den warmen Raum des Bades ein, räucherte hier Zinnabaris und verabreichte ihnen einen Trank, welcher der Cerdo die Zähne derart wackeln machte, daß sie spassend bemerkte, sie könnte ihre Zähne in schöner Reihe nacheinander auf den Tisch legen.

„Das war also Quecksilber" — sagt sentenzenartig Jordanus und bald darauf (S. 44) spricht er von der „discriminis plena per Mercurium curandi ratio".

Die ausgewählten Beispiele umfassen, wie Jordanus bemerkt, die sämtlichen Krankheitsfälle. Die in ihnen geschilderten Symptome wiederholten sich immer wieder und keine von ihnen abweichenden anderen Zeichen waren zu bemerken.

Nun geht er auf die „schwierige Frage" der Herkunft und der Ursachen des Übels über. Er wirft die Frage auf:

Ist die Krankheit eine neue? Ist sie es, in welche Klasse soll sie dann eingereiht werden? Liegen die primären, nächstgelegenen Ursachen in den einzelnen zusammengehörigen Bestandteilen des Badehauses, oder in den durchhitzten Steinen, oder in dem von den Steinen sich erhebenden Dampf, oder in dem Saugnapf des Schröpfkopfes, oder in dem die Haut durchlochenden Schnepper, oder in der Salbe, mit der man die Wunden bestrich, oder endlich in der Person des Badevorstehers? Die Fragen mußten verneint werden, denn die Seuche wurde von anderswo, von auswärts hereingebracht, darum konnte man geradeso von ferneliegenden, wie von naheliegenden Ursachen und Entstehungsgründen sprechen.

So wie es den früheren Zeitaltern unbekannte, neue Krankheiten gab, wie dies die Alten mit Beispielen bezeugten, so gibt es auch noch neuere. Ungewohnte Plagen sind in bestimmten Gegenden der Erde plötzlich aufgetreten und verbreiteten sich von hier aus weiter. Die Mundfäule und der Scharbock erschienen zuerst in dem Lager des deutschen Kaisers am Rhein, aus dessen Wasser sie ihre Keime schöpften und deren Gegenmittel, die Kresse (herba Brittanica), die Friesen gefunden haben. Die Bartkrätze (Mentagra) begann in Italien unter Tiberius Claudius; ihr Kontagium wurde aus Asien eingeschleppt. Der Karbunkel, die Elephantiasis, die Gemursa[1]) kamen zu gewissen Zeiten zum Vorschein, sind aber auch schon vergessen, sagt Plinius. Die Kolik nahm ihren Ursprung in Italien und wütete wie die Pest durch das Römische Reich und ging schließlich in Schwäche und Lähmung über, wie dies Paulus von Aegina, „nach Galen der zweite Führer der Ärzte", berichtet. Ich — sagt Jordanus — vermag dies in seiner ganzen Wahrheit zu bestätigen, der ich acht bis neun Jahre lang in unserem Ungarn gewirkt habe und erinnere ich mich noch des Georg Wizaknai, der einer der ersten Geister, ein Mann von höchster Bildung war und der, von der Kolik befallen, qualvoll hinweggerafft wurde. Diese damals neue und schwere Krankheit

[1]) Gemursa est morbi species inter pedis digitos, quae ita olim Antiquis dicebatur. (Blancard. Lex. med.)

zog samt ihrem unglücklichen, niemals gehörten Namen, überall Aufruhr verursachend, durch die Stadt und nahm seit dieser Zeit in dem Maße zu und wurde so heimisch, daß mir meine Landsleute glaubhaft mitteilen, die Neugeborenen brächten sie aus dem Uterus mit sich und könnten nach einigen Tagen ihre Glieder nicht mehr bewegen. Drum war ich kaum erstaunt, als ich den sechsjährigen Wilhelm von Lippay infolge dieser Krankheit gelähmt sah, von der er nur durch die Gunst der Natur und seines Alters genas. Von hier aus verbreitete sich die Krankheit in ganz Ungarn, Oesterreich, Mähren und einem Teile Deutschlands und seit etwa dreißig Jahren ist sie ganz endemisch geworden, während sie in Italien seit langeher ausgestorben ist. Das wird noch dadurch bestätigt, daß weder unsere Lehrer in Frankreich noch die in Italien in ihren Vorlesungen von einer in Lähmung übergehenden Kolik sprachen, auch können wir uns nicht erinnern, von ihr in ihren literarischen Arbeiten gelesen zu haben.

Der englische Schweiß, heftigst einsetzend, überraschte viele Gegenden und als er in raschester Verbreitung seinen Lauf beendigt hatte, verschwand er plötzlich und nur sein Name blieb uns bekannt.

Die Syphilis (lues indica) war eine neue Krankheit, die über uns sündige Menschen durch die Empörung und Erbosung Gottes als verdiente Strafe und Sühne verhängt, von Amerika in unseren Weltteil herübergebracht wurde; man hat dicke Bände über sie zusammengetragen, wie dies sattsam bekannt ist.

Es gibt also neue Krankheiten und infolge der mit dem Altern des Jahrhunderts einhergehenden Verschlimmerung der menschlichen Lebensweise ist es wahrscheinlich, daß die künftigen Jahrhunderte, durch ein unerforschliches Fatum dem Böseren zusteuernd, noch weitere uns unbekannte Krankheiten entstehen lassen werden.

Die Brünner Krankheit muß — wenn sie auch bei oberflächlicher Betrachtung und ungenauer Prüfung ihrer Symptome nicht für eine neue angesehen wird — dennoch für eine neue gehalten werden; denn sie war ungewohnt, zuvor ungesehen und unbekannt und verblüffte sogar die erfahreneren Naturkenner durch die Art ihres Entstehens, durch ihre Heftigkeit, durch die kurze Dauer ihrer Herrschaft und durch den Umstand, daß sie ohne Unterschied des Alters und Geschlechtes wen immer erfaßte. Auf diese Weise kann sie mit Recht für neu, namentlich der Brünner Gegend fremd, angesehen werden. Man kann sie füglich eine epidemische Krankheit nennen, da sie sich gleichzeitig über viele Menschen erstreckt, wenn auch nicht mit unmittelbarer Gefährdung des Lebens. Da sie niemandem das Leben schnell auslöscht, darum kommt ihr der Beiname „pestilenzartig" am wenigsten zu.

Es bemächtigte sich der Gemüter der Kranken die Angst, daß man diese von Gott gesandte neue Seuche, mit ihrer unbekannten Herkunft, mit ihren gräßlichen Hautausschlägen, mit ihrer Ekelhaftigkeit, die sogar den Tod erwünschter erscheinen ließ, als eine neue Strafe Gottes betrachten müsse.

In welche Gruppe gehört also die Krankheit, wenn sie neu ist?

Wenn man ihr Wesen, ihre ganze Erscheinungsform betrachtet, wenn man die Symptome genau prüft, so wird man sagen, daß sie der Lues indica ungemein ähnlich, ihr ungemein nahe verwandt ist. Doch ist das sich Ähnliche noch nicht dasselbe und darum müssen hier auch die Unterscheidungsmerkmale gesucht werden.

Das Kopfweh, der Schmerz der Schulterblätter, der Schienbeine, die ekelhaften Hautgeschwüre, die Knochengeschwülste, die Gummata — sind beiden Krankheitsarten gemeinsam. Haarschwund hingegen, Samenfluß, venerische Bubonen, fressende kleine Geschwüre am Praeputium (welch letztere schon allein die indische Lues verraten), sind bei der Brünner Krankheit kaum bemerkt worden. Es ist überflüssig zu sagen, daß zu dem Wesen einer Krankheit nicht unbedingt sämtliche Symptome vorhanden sein müssen, wie denn auch eine bestimmte Ursache nicht die gesamten Folgen nach sich ziehen muß; dies hängt einerseits vom krankmachenden Stoff und anderseits von dem Körperteil ab, der das Kontagium zuerst in sich aufgenommen hat.

Wie steht es mit den Ursachen? Die indische Krankheit, d. h. die Lues venerea, wird nur durch den Geschlechtsverkehr aufgenommen; es ist hierzu der Kontakt der heimlichen Teile unbedingt erforderlich; darum werden eben jene Körperteile, die die Scham verdeckt und die die Natur zur Fortpflanzung bestimmt hat, zu allererst angesteckt und erst hiernach wird dem ganzen Körper das Virus mitgeteilt. Manche behaupten, daß man das Kontagium von Decken und schmutzigen Tüchern erhalten kann (diese Fälle sind seltener als die schwarzen Schwäne); sie lügen es eben vor, um eine Ausrede für ihre Schändlichkeiten zu haben. Von der Brünner Krankheit wurden verwelkte 70jährige Frauen, keusche Jungfrauen, ehrwürdige Matronen, angesehene Ratsherren, durch harte Feldarbeit ermüdete, neben Pflug und Haue ergraute Bauersleute befallen; gegen diese Menschen einen Verdacht zu hegen, verbietet Vernunft, Erfahrung, Schamgefühl und Ehrfurcht. Man muß noch hinzunehmen, daß die Krankheit im Bade, also an einem öffentlichen Ort ihren Ursprung nahm, wo es zu Verführungen keine Gelegenheit gibt und daß außerhalb des Bades niemand angesteckt wurde. Auch haben Eheleute einander nicht angesteckt und auch diejenigen wurden es nicht, die die Kranken pflegten, wie denn auch überhaupt niemandem durch das häusliche Familienleben das Virus mitgeteilt wurde. Bei der indischen Krankheit werden die Scham- und Geschlechtsteile durch kleine Geschwüre und Verhärtungen als Prodromalsymptome betroffen; bei der Brünner Krankheit wurde das unter dem Schröpfkopf liegende Fleisch zuerst geschwürig. Die zwei Krankheiten unterscheiden sich also in so manchen Symptomen, wie auch in der Art des Beginns. Und doch muß die Krankheit zu der Syphilis gerechnet werden, da sie den nämlichen Mitteln wich, mit denen man diese zu heilen pflegt. Man gebrauchte das Guajakdekokt, doch nie lange genug; darum darf es auch nicht Wunder nehmen, daß es die Krankheit nicht in ihren Wurzeln ausrottete. Das Schwitzen bot immer eine große Erleichterung; man rief es mit dem Mithridat hervor. Viele versicherten, das einzige Antidot der Syphilis sei das Quecksilber. Man durfte es aber, um Verleumdungen hintanzuhalten, nur in Pillen verfertigen und der Patient mußte während der Kur zu Hause bleiben. Das Turpethum minerale beschrieb Andernach und gab dazu Anweisungen, wie man die Bösartigkeit dieses Mittels korrigieren könne. Er gab die Pillen zu 3—4, sogar 5 Gran; Quercetanus ging sogar bis 8. — Das Turpeth wird ohne Wahl und ohne Rücksicht auf die individuelle Beschaffenheit durchweg einem jeden gegeben. Es verursacht unter anderem einen starken Speichelfluß. Warum wird aber das Gehirn gereinigt, falls nicht etwa der Kopfschmerzen halber? Ist doch die Leber der primäre Herd der Syphilis. Daß das Quecksilber nicht so unschädlich ist, geht daraus hervor, daß die Anatomen es zwischen den Membranen und den Knorpeln wiederfinden. Auch wissen wir, daß das Quecksilber eine äußerst heftige, selbst die solidesten Knochen durchbeißende Kraft besitzt. Manardus behauptet, daß der Gebrauch des Quecksilbers sogar den bösartigen Wunden schädlich ist. Darum ist es besser, mit milderem Verfahren zu beginnen, etwa mit dem Franzosenholz (lignum sanctum) und sollte die Krankheit hartnäckiger sein, so soll man Einreibungen machen und später zu den Räucherungen übergehen. Was das Aderlassen betrifft, so ist es noch immer besser als die unzweideutige Hoffnungslosigkeit; darum kann man es bei naher Gefahr anwenden.

Wenn die Voraussetzung zutrifft, daß niemand außerhalb des Bades die Keime des Verderbens in sich aufnahm, so folgt hieraus, daß wir der Reihe nach die einzelnen Bestandteile des Bades untersuchen müssen.

Die Schuld dem Gebäude oder seiner Struktur beimessen zu wollen, wäre töricht, da er überhaupt keine Wirkung auf den Körper haben konnte. Wir haben schon bemerkt, daß auch im Auskleideraum kein Virus verborgen war. — Auf dem Kamine, in den auch das Brennmaterial gelegt wird, ist ein Haufen glühender Steine aufgespeichert, der mit Wasser begossen wird, um einen heißen Dampf zu erzeugen, der zum Teil eingeatmet wird, teils in den ganzen Körper eindringt und auf diese Weise die träge eingeborene Wärme anfacht und die überflüssigen dünnen Säfte durch die Poren der Haut in Gestalt des Schweißes herausfördert. Es wird dann der Körper mit lauem Wasser gut frottiert, der Schmutz mittels eines Striegels oder eines Bimssteines oder mittels eines rauhen Tuches weggerieben und endlich abgewaschen. Nach dieser Prozedur lassen sich die Leute einen Schröpfkopf applizieren, den man mit Hilfe eines chirurgischen Messers tief anlegt; nun sieht man die Epidermis, oft auch die ganze Haut durch den Mund des Schröpfkopfes angezogen; nach Entfernung des Schröpfkopfes tritt das Blut aus den Venenkapillaren heraus und wiederholt man das, so zieht man eine nicht unbeträchtliche Menge Blut — die je nach der Zahl der Applikationen und der plethorischen Körperbeschaffenheit wechselt — heraus. Zuletzt werden die Stellen mit einer gewissen Salbe bestrichen, teils um den durch den Einstich verursachten Grind zu beseitigen, teils um den Schmerz zu lindern und die Verharschung der Wunde zu beschleunigen. In diesem Verfahren, dachte das Volk, wären die Krankheitskeime verborgen gewesen; oder aber, behauptete es wieder hartnäckig, die Keime rühren von dem Badevorsteher und von seinen Dienstleuten her. — Um diese Vorstellungen den Gemütern zu benehmen, mußte man vorerst in Betracht ziehen, was für ein feindliches Agens sowohl dem Bade, wie seinen Bestandteilen entströmen konnte; dann, durch welche Möglichkeit oder welche menschlichen Kunstgriffe sich das Gift auf jene Weise „präparieren" konnte, daß sich die Seuche auf die geschilderte Weise selbst vervielfältigte; endlich bleibt zu erörtern, ob es ein Gift (venenum) oder ein Kontagium gewesen ist.

Die Geschwüre eiterten; der eiterige Speichel war ungemein übelriechend und zeigte schon durch diesen üblen Geruch eine Fäulnis an, also ein fäulendes Miasma. Gifte verursachen Tod; sie tun dies ohne irgend eine Eiterung, lediglich durch ihre tötende, wie die Ärzte sagen: „deletäre" Kraft. Die Malignität der Gifte ist keine konstante; haben sie ihr Ziel erreicht und den Menschen getötet, so verbreiten sie sich nicht weiter. Das Ziel des Kontagiums hingegen ist nicht baldige Tötung, eher teilt es seine Malignität anderen mit und auch dies tut es nicht immer. Unsere Kranken sind — wenige ausgenommen — vom Tod verschont geblieben. Die Gifte greifen das Herz an und oft bemächtigen sie sich seiner ganz; die Brünner Krankheit hat ihren Herd um die Leber herum aufgeschlagen. Tatsächlich, im wahren Sinne des Wortes, konnte sie also kein Gift sein.

Welche Art von Gift konnte Ofen und Steine imprägnieren? Welch deletärer Stoff verdarb den Dampf, das Wasser, das Skalpell? Welcher Ansteckungsstoff verbarg sich im Schröpfkopf? Mit welchen Giften konnte sich das Krankheitsvirus vermischen, daß die Seuche so zügellos um sich griff? Waren es isolierte Gifte und war es kein Allgemein-Übel, so konnte doch hieraus keine ansteckende Seuche entstehen.

Die Hitze des Ofens, verbunden mit der Trockenheit, vernichtet alle Krankheitskeime, welche zu ihrer Entfaltung Nässe fordern. Das Kontagium wird durch Fäulnis produziert; im Feuer ist eine Fäulnis unmöglich.

Inmitten des Feuers kann also die Ursache der Seuche nicht gesucht werden, denn da reinigen sich selbst die härtesten Metalle und alles, was ins Feuer gehalten wird, verbrennt.

Auch der heiße Dampf konnte keine Vermittlungsursache abgeben, denn es bot sich den Sinnen nichts Verdorbenes, nichts Übelriechendes der Nase, nichts Trübes dem Auge, daraus man leichthin auf das Vorhandensein einer Seuche hätte schliessen können. Auch hätten in diesem Falle nicht nur die Geschröpften, sondern auch die, welche die heißen Dämpfe einatmeten, mit dem nämlichen Stoff infiziert werden müssen.

Was das Wasser betrifft, dasjenige, welches man auf die heißen Steine goß, wie das, mit dem man den Körper abwusch, — keines war verdorben. Wäre nämlich etwas Unreines in dem ersteren gewesen, so hätte dies das Feuer unbedingt unschädlich gemacht oder vernichtet; mit dem zweiten Wasser aber wurde der Körper nicht ein- oder zweimal, sondern wiederholt abgegossen und da ist es doch wahrscheinlich, daß die Haut, welche das Wasser zuerst berührte und deren Schädlichkeit sie zuerst ausgesetzt war, nicht an einzelnen Partien, sondern im Ganzen gelitten hätte, da alle Körperteile gleichförmig vom Wasser bespült wurden.

Es war Sitte, daß man, nachdem man stark geschwitzt hatte und mittels Reiben und Bürsten vom Schmutz befreit war, rasch in die Wanne sich stürzte und darin vergnügungshalber noch lange Zeit hindurch verweilte. Die Wanne wurde mit dem Wasser des nämlichen Brunnens gefüllt, aus dem man zur Temperierung der Wärme schöpfte. Warum zeigten sich nicht am ganzen Körper Ausschläge, Geschwüre und Pusteln? Konnten weiters die „Miasmen" einem flüssigen Körper anhaften? Die Keime müßten ungemein kräftig gewesen sein, welche den Brunnen vergiften und der verzehrenden Kraft des Feuers entfliehen konnten. Das Wasser wurde auch zum Kochen gebracht und, in den Körper aufgenommen, erwies es sich stets als unschädlich. Durch die Infektion wurde stets nur die dem Schröpfkopfe und Skalpell ausgesetzte kleine

Fläche der Haut ergriffen. Es wurde aber die Haut sorgfältig vom Wasser abgetrocknet, bevor der Schröpfkopf aufgesetzt wurde; man hielt sich daran in gewohnter Weise, damit ja keine Schuld dem Wasser beigemessen werden könne. Da die sämtlichen Leute gleichförmig abgegossen wurden, so hätten diese alle, nicht allein die Geschröpften, erkranken müssen. Und doch geschah es anders.

Nun zu den Schröpfköpfen! Wäre in ihnen das Virus verborgen gewesen, so wären die Stellen sämtlicher Schröpfköpfe in Eiterung übergegangen. Je nach der Zahl der angesetzten Schröpfköpfe waren es aber höchstens zwei oder drei Stellen, meistens sogar nur eine, welche exulzerierte. Die Schröpfköpfe wurden vor dem Gebrauche sorgfältig mit lauem Wasser abgewaschen und längere Zeit hindurch im Wasser stehen gelassen und diejenigen, die kein Vertrauen zu den Badern hatten, haben sie sogar eigenhändig wiederholt abgeputzt und gewaschen, sowohl von innen wie von aussen, und prüften sie noch sorgfältig, ob ihnen kein Schmutz, keine Unsauberkeit anhaften geblieben. Die heikleren reichen Leute wiesen die allgemein gebrauchten Schröpfköpfe zurück und brachten ihre eigenen kupfernen Schröpfköpfe von Hause mit sich.

Was konnte noch nach alledem von einem Kontagium übrig bleiben? War es doch nach so vielem Waschen ausgeschaltet. Sollte dennoch ein Rest übrig geblieben sein, wurde dieser nicht durch die Flamme vertilgt, die in den Schröpfköpfen eingeschlossen war? Lagerte etwas „Virulentes“ unter der Haut, so würde es der Schröpfkopf fest herausgesaugt haben, da er die Fähigkeit besitzt, etwas anderswohin zu lenken. Es waren also entweder sämtliche Schröpfköpfe infiziert gewesen oder es mußten sämtliche rein gewesen sein. Wollte man annehmen, daß der Ansteckungsstoff dem Skalpell anhaftete, so würde man den nämlichen Schwierigkeiten begegnen. Warum eiterten nicht alle skarifizierte Stellen? Warum nur eine oder wenige Stellen? Wenn der Ansteckungsstoff durch den Atem oder durch Anhauchen äußerlich angebracht worden wäre, wie man behauptete, so hätte die Klinge ein wiederholtes Anhauchen gebraucht, was doch bei so zahlreichen Einschnitten und bei einer derartigen Geschwindigkeit der Operationen nicht möglich war und wäre es zufälligerweise dennoch vorgekommen, so hätte man hieraus Verdacht auf ein Verbrechen geschöpft und sich entrüstet. Die Jäger, die sich der Tötung der wilden Tiere der Wolfswurz (Napellus) bedienen, bestreichen ihre Lanzen oder die Spitze ihrer Pfeile nach jedesmaligem Gebrauche von neuem und führen zu diesem Zwecke ein aus Rinderhorn verfertigtes Gefäß mit sich. Es wird außerdem nach einigen Skarifikationen die abgewetzte Schneide des Skalpells am Schleifstein oder am Riemen geschliffen, womit diese einen Glanz erhält, so daß ihr kein Schmutz mehr anzuhaften vermag, der besonders bei dem schnellen Verfahren, in die Wunde eindringen könnte. Nach Entfernung der Schröpfköpfe werden die Stellen eingefettet. Manche behaupteten, daß sich das Virus in diesem Fett verborgen habe. Aber auf welche Weise hätte dies geschehen können? Und wie konnte es möglich sein, daß der so oft Einschmierende nicht viel früher angesteckt wurde als der Eingeschmierte. Warum wurde die Stelle eines einzigen Schröpfkopfes eiterig, wo doch auch die übrigen eingeschmiert wurden? Warum vermochte von dieser Zeit ab die sich steigernde Hitze, wenn auch nicht gänzlich, so doch auf eine Zeit hinaus, die Virulenz zu mildern? Alles läuft auf das nämliche hinaus.

Man behauptete sogar, der Bader Adam und sein Kollege Ambrosius seien an der Syphilis erkrankt gewesen und durch Hilfe eines Chirurgen wiederhergestellt worden; nun aber hätte sich die Krankheit erneuert und damit Gelegenheit zu den Ansteckungen gegeben. Die Bader verneinten dies beharrlich und sagten: seither sind vier Jahre verstrichen, warum ist die Krankheit jetzt erst ausgebrochen? Wo war sie inzwischen verborgen? Eine unzählbare Menge von Menschen hat während dieser langen Frist in den Bädern gebadet und niemand hatte einen Schaden davon, niemand hatte eine Ansteckung wahrgenommen, obwohl ihnen die Bader mit den nötigen Diensten stets beistanden. Auch das Kontagium wäre zu jener Zeit noch frischer und wirksamer gewesen, als jetzt, wo es schon „gealtert“ sei. Die Gehilfen hätten auch früher angesteckt werden müssen, falls die Krankheit ihrem Kreise entsprungen wäre. Sie hätten aber weder Ausschläge gehabt, noch an Kopfweh und Gliederschmerzen gelitten. Dies beteuerten sie alle. Es könne eingewendet werden, sie haben Gegenmittel gebraucht. Ja, fürwahr, welche denn? Unter den Verhütungsmaßregeln der Syphilis ist die erste die, daß man sich des Verkehrs mit Frauenspersonen enthält und auch den näheren Verkehr mit den Infizierten meidet. Den Brünner Leuten hat aber die Enthaltsamkeit bei Gott nichts gegen die Syphilis genützt, da das Kontagium von anderswoher sich verbreitete.

Daß diese neue Krankheit durch kein Gift sondern durch ein Kontagium verursacht wurde, das wurde schon festgestellt. Um den Ursprung sicher zu erforschen, muß man weiterprüfen, ob die Bedingungen der Seuche im Kontagium selbst lagen, oder ob man sie irgend anderswo verborgen findet.

Das Kontagium entwickelt sich aus Fäulnis und aus unterirdischen Dünsten und teilt sich mittelst Berührung anderen Körpern mit. Es kann aber das Kontagium seine Formen anderen Körpern nicht aufdrücken, bevor es diesen nicht seine eigene Eigenschaft mitgeteilt hat. Was für eine Fäulnis aber kann bei Kaminen, Steinen, Wasser, Schröpfköpfen, eisernen Skalpellen und Fett eintreten? Ergreift die Fäulnis lebende oder ergreift sie leblose Gegenstände? Wollen wir diesen eine krankhafte Disposition zumuten, wo sie doch weder gesund genannt werden können noch Leben haben? Können sie etwas übermitteln, was ihnen selbst fehlt? Können sie eine ihnen ganz unähnliche Art anstecken? Wenn Trauben, Äpfel, Birnen die Fäulnis den Hölzern und Steinen nicht übermitteln können, sondern nur den ihnen selbst ähnlichen Früchten, wieso können dann die angeführten Gerätschaften sie einem menschlichen Körper mitteilen? Was für eine Verwandtschaft oder Gemeinschaft besteht zwischen diesen? Was für eine dem Dampf einwohnende Kraft wurde durch die Steine, die Schröpfköpfe und das Skalpell mitgeteilt?

Aus dem Wesen des Kontagiums folgt notwendigerweise, daß wenn es Menschen waren, die davon ergriffen wurden, auch der Beginn der Seuche von irgend einem Menschen ausgegangen war. Deshalb mußten der Vorsteher, die Gehilfen oder Diener des verseuchten Bades, einer oder mehrere, angesteckt gewesen sein oder, woferne dies nicht als bewiesen gilt, müssen wir annehmen, daß dort irgend jemand gebadet hat, der mit der Syphilis schon behaftet war und nun die Keime des Kontagiums mittels des warmen Dampfes verbreitet hat. Daß die Bader unschuldig waren, diese Annahme wird auch durch die Erwägung unterstützt, daß eine Einreibungskur mit Quecksilbersalbe oder die Räucherungen mit Cinnabarisdämpfen durch etwa 10—20 aufeinanderfolgende Tage lang dauern mußte, während welcher Zeit sich die Kranken bei Lebensgefahr hüten mußten, an die freie Luft zu gehen und gezwungen waren, ununterbrochen in Schwitzstuben zu verharren. Welcher Gefahr hätten sich die Bader ausgesetzt, falls sie sich nun so oft ins Bad begeben hätten? Alles wird klar, wenn man die Schuld auf irgendeinen Auswärtigen ladet, der ins Bad kam, dort badete und bereits früher mit Syphilis behaftet war. Das Baden wurde ihm eben erlaubt. Die Gewinnsucht der Bader ging so weit, daß man ohne Wahl und ohne Strafe wem immer den Zutritt ins Bad gestattete; man machte keinen Unterschied in Hinsicht auf Rang, Vermögen und Stand, aber auch keinen darin, ob jemand die Zeichen der Ansteckung trug oder nicht. In den Bädern Wiens war es gesetzlich vorgeschrieben, daß kein mit Geschwüren, Ausschlägen oder irgendwelchen Hautleiden Behafteter sich baden dürfe. Des Badevorstehers Recht und Pflicht war es, die Leute bei dem leisesten Verdacht zu untersuchen und, falls sich ein Makel vorfand, sie abzuweisen und in Bäder zu verweisen, die für den Gebrauch der Ekelerregenden eigens errichtet waren. Man könnte allerdings dazu bemerken: „Dat veniam corvis, vexat censura columbas".

Wollte man sämtliche Bedenken in Erwägung ziehen, so nähme es kein Ende. Es sei dennoch die Frage gestattet: Konnte sich niemand in der großen Schar von Leuten auch heimlich ins Bad geschlichen haben? Sicher geschah dies, und nicht nur einer sondern mehrere unter ihnen waren infiziert. Dreimal wöchentlich wurden die Bäder geheizt und scharenweise strömte allerlei Volk hinein. Die Handwerker gingen nach beendigter Wochenarbeit truppenweise, sowohl bei hellem Tag wie nach Sonnenuntergang, ins Bad; die vielen Landleute, nach verrichteter Landarbeit, besudelt mit Schweiß und gräßlichem Schmutz, kamen auch hierher, um sich zu reinigen. War es zu verhüten, daß bei der trägen Sorglosigkeit der Bader und bei ihrer Geldgier, unter einer so großen Masse von Menschen einige mit der Syphilis Behaftete ins Bad eindrangen? Wer hätte sie bei ihrem Eintritte in der Abenddämmerung bemerkt, selbst wenn sie mit den widerlichsten Geschwüren behaftet waren? Unter dem Schutze der Dunkelheit konnten sie leicht verheimlicht werden. War ja der Zutritt selbst den beiden schon erwähnten, von der christlichen Gesellschaft ausgestossenen, unsauberen, beschnittenen Juden aus Ungarisch-Brod frei, trotzdem sie verdächtig waren, wie ja auch der eine nicht viel später gestorben ist, und der andere der noch schrecklicheren Lepra anheimfiel.

Es hatten also ein oder mehrere Infizierte das Bad besucht, hier den Körper stark erhitzt, die Luft durch den Atem oder die Ausdünstungen verunreinigt oder auch mittels Berührung die Nachbarn angesteckt. Hatte die Luft die Seuche fortgepflanzt, so geschah dies mittels ausströmender fäulender Miasmen, die von dem heißen Dampf aufgenommen wurden und sich den Körpern der Anwesenden entweder durch die Poren oder durch die Einatmung mitteilten und die Seuche durch die Luftverderbnis vervielfältigten. Bei dem großen Andrang zum Bade kamen die Leute häufig miteinander in Berührung und der abgewaschene Hautschmutz teilte sich dem Nächsten mit und steckte ihn durch die Poren leicht an.

Viele, die sich zu dieser Zeit infiziert hatten, machten es, wie die durch den Skorpion Gebissenen: sie erwarteten die Heilung dort, woher das Übel gekommen war; sie kehrten ins Bad zurück und verlangten da Hilfe. Sie gaben sich aber einer bösen Täuschung hin, wenn sie noch einmal und zum drittenmal geschröpft zu werden verlangten, denn hierdurch verstärkten sie nur noch mehr den Auflauf und die Ansteckung. Die zu Beginn noch verborgene

Krankheit begann sich heimlich zu entfalten und verriet sich den Sinnen erst, als sie schon tiefere Wurzeln gefaßt und schon die gesamte Blutmenge verdorben hatte, namentlich bei den minder umsichtigen Leuten, die nichts an sich wahrgenommen und ihren Verkehr mit niemandem abgebrochen hatten. Auf diese Weise griff die Fäulnis um sich und das Kontagium gewann sowohl an Ausdehnung wie an Stärke; die Keime vervielfältigten sich, die Zahl der Kranken wuchs an, und nebenbei hafteten die Keimhälter überall an den Wänden des Bades, des Kleidungsraumes, an den Teppichen und an den Kleidern. So oft die Bäder geheizt wurden, lebte der aufbewahrte Zunder immer von neuem auf und so wurde der Verbreitung der Ansteckung Vorschub geleistet.

Was die Schröpfköpfe betrifft, so bleibt noch die Frage: Wieso besaßen sie die Kraft der Ansteckung? Wir wissen schon, daß die Krankheit ihren Ursprung stets von den Schröpfköpfen nahm. Daß ein Schröpfkopf, wohin immer aufgesetzt, eine magische Anziehungskraft besitzt, das wissen die Ärzte von Galen. Daß der Schröpfkopf nach Durchschneidung der Haut kräftig das Blut ansaugt, das lehrt der Augenschein. War die Seuche bereits durch Atmung oder durch Berührung in den Körper eingedrungen, was konnte verhindern, daß die Fäulniskeime infolge der mächtigen Anziehungskraft des Schröpfkopfes und bei seiner überaus schnellen Wirkung, ehe sie noch einen dauernden Sitz im Organismus aufschlugen, an diese Stelle hingeleitet wurden? Daß sich das Virus gleich zu Beginn hier ansiedelte, darauf wiesen nicht allein diese Umstände, sondern das zeigten auch die Anschwellung, Hitze, Rötung und der Schmerz, dann die ringsherum aufschießenden Pusteln, die in häßliche Abszesse ausarteten. Die vom Schröpfkopf eingenommene Stelle schmerzte am frühesten. Erst hiernach wurde der Krankheitsstoff in andere Körperteile hinübergeführt. Zu Beginn erheischte das Geschwür allein die Behandlung; von hier mußte man die Krankheitskeime entfernen, damit sie hier nicht ansässig wurden und dann von hier aus sich weiter verbreiteten.

Die Unerfahrenheit der Chirurgen leistete der Verschlimmerung der Krankheit Vorschub. Sie behandelten die erkrankten Stellen mit einem hitzetilgenden kalten Verfahren, wo ja doch bei allen Hautleiden, kontagiösen und giftigen Krankheiten eine Zurückdrängung von der Oberfläche nach dem Zentrum zu verpönt ist. Alle ihre Mitteln haben aber gerade dies bewirkt; auf diese Weise wurde rasch die ganze Blutmenge verderbt, die dann ihrerseits, den Körper anstatt zu ernähren verseuchte und die schon besprochenen Symptome hervorrief, beginnend mit dem gelindesten Merkmal der Syphilis, der Alopecie. Bubonen wurden nie bemerkt und auch keine Gonorrhoe, da die Krankheit nicht durch den geschlechtlichen Verkehr verursacht war. Denn die sich die Krankheit von Dirnen holen, bei denen zeigen sich ja immer kleine Geschwüre unter dem Praeputium.

Es muß noch die Frage gelöst werden, was eigentlich der Grund war, daß Schädigungen nur diejenigen erfuhren, die mit Skalpellen verwundet wurden und sich des Schröpfkopfes bedienten. Und als Gegensatz die andere Frage: Wie es kam, daß die in den gemeinsamen Raum einströmenden, keimhältigen Ausdünstungen nicht sämtliche gerade Anwesende auf gleiche Weise infizierten und warum sie auf die Nichtgeschröpften keine schädliche Wirkung übten? Entweder hatten die Keime nicht die Virulenz, um sie in so kurzer Zeit auf alle Leute einzuwirken, oder es fehlte eben einzelnen Organismen die Kraft dem Kontagium widerstehen oder es besiegen zu können.

Auf diese Weise ist es leicht zu verstehen, daß das Virus das eine Mal leicht verflüchtigen konnte, das andere Mal sich dauernd einzunisten vermochte. Die, die sich die Haut verwunden und einen Schröpfkopf aufsetzen, sich also sozusagen den Nagel zu einer üppigen Syphilis einschlagen lassen, bereiteten an dieser Stelle dem Gift eine größere Wirksamkeit, so daß es sich kräftiger verbreiten und seine Ansteckungskraft dem Blut und der Leber mitteilen konnte.

Für diejenigen, die sich mit den nächstliegenden Ursachen nicht begnügen und den Ausbruch der Seuche höheren, im Himmel liegenden Faktoren zuschreiben wollen, für die sollen hier nun die ferneliegenden Ursachen näher geprüft werden. Die Vorstellung einer übernatürlichen Einwirkung wurde dadurch genährt, daß in Brünn am 10. November 1577 ein ungeheuerer Komet gesehen worden war. Dazu kam nicht viel später die ansteckende Krankheit. Es half mit die heilige Autorität der Alten, die die epidemischen Krankheiten, sowohl ihren Ausbruch wie ihre Fortdauer, Planeten zuschrieben. Die Brünner Krankheit brach nämlich gerade damals aus, als die Sonne in das Zeichen des Steinbocks trat und sie erlosch, als die Sonne zur Frühlingstag- und nachtgleiche in das Zeichen des Widders trat. Demnach hatte die Seuche einen dreimonatigen Verlauf. Die wundersame Stellung der Himmelszeichen gab Veranlassung zu ominösen Wahrsagungen. Das Volk sprach von Entstehung neuer ansteckender und furchtbarer Krankheiten. So wie manche die Verderbnis der Nahrungsmittel auf das Auftreten der Masern und der Pocken zurückführen, mit dem nämlichen Rechte glaubte man behaupten zu können, daß die Syphilis von selbst, ohne Kontagium, überall entstehen könne. Man begründete diese Auffassung damit, daß keine Krankheit ununterbrochen herrsche, im Gegenteil, einmal auch aufhöre.

Die Syphilis kam zu uns aus Amerika, wo sie in der ganzen *Bevölkerung* grassierte. Mag man darüber grübeln, ob sie den Amerikanern von den Sternen heruntergeleitet ward; uns ist sie *sicher durch den persönlichen Kontakt vermittelt worden.* Das ziemt sich uns einzugestehen.

Der Komet mag den Monarchen, Königen, Fürsten, Feldherrn und den Spitzen der Gesellschaft Unheil bringen, mit der Brünner Krankheit hat er aber nichts zu tun. Ein so außerordentliches, fern wirkendes und sich breit ausdehnendes Naturereignis wird wohl seine Kraft nicht auf so enge Grenzen beschränken. Noch ungereimter ist die Annahme, als hätte der Komet von den drei Bädern der Stadt nur eines mit seiner verderblichen Wirkung beteiligt und, hier eingeschlossen, nicht auch weiter draußen zu wühlen vermocht. War denn dieses Fatum, daß der Komet seine Gefährlichkeit irgendwo dartun mußte, ein Privileg dieses Bades?

Was nun den Zeitpunkt des Ausbruches der Krankheit betrifft, so fragen wir uns, muß denn dieser gerade der winterlichen Stellung der Sonne zugeschrieben werden, war es nicht vielmehr der große Menschenzulauf während der Tage des Jahrmarkts, wo sich die Hefe des Volkes in großer Schar von den Dörfern und den benachbarten Feldern zusammen zu finden pflegt, was Wunder, wenn auch die Strömung in das Bad eine größere war und wenn dort Einige den Schmutz ihrer kontagiösen Waren ablagerten? Auch daß während dreimonatiger Dauer das Kontagium ungehemmt wüten konnte, daß es dann erlosch — auch das ist nicht so sehr der Sonne zuzuschreiben als vielmehr dem Umstande, daß endlich ein Befehl erschien, der dem Badeinhaber sein Handwerk fortzusetzen verbot, und daß auch die Menschen aus eigenem Antriebe den Besuch des angesteckten Badehauses vermieden. Aber auch die anderen Badeinhaber wurden vorsichtiger durch den Schaden des Einen und wiesen die Leute bei dem kleinsten Verdachte ab.

Der Arzt aber hat sich an die Regeln des Hippokrates zu halten, muß alles von nahe kennen lernen und die Konstellation der Sterne ganz außer Acht lassen. Er, der weiß, daß diese neue Krankheit durch ein Kontagium verursacht wurde, welches von einem kranken Menschen ausging, durch die das Bad auf andere Körper übertragen ward, und endlich unerwartet erlosch, — er wird die weitliegenden allgemeinen Ursachen den Metaphysikern zuweisen und einfach zur Heilung schreiten und sie beenden, wie es eben seine Sache ist.

Wir sind nun mit der Wiedergabe des Buches zu Ende. Theophilus Homodeus Rhaetus bezeichnete es als „libellus, mole exiguus“. Andreas Dudith als „liber aureus“. Wertvoller erscheint uns eine Besprechung des Crato von Kraftheims, die wir kurz wiedergeben wollen.

Crato betont, daß nur diejenigen angesteckt worden sind, die sich schröpfen ließen, daß das Leiden an der Stelle begann, wo die Schröpfköpfe die Haut verwundet hatten, und daß es von hier aus in die Blutmasse eindrang. Was die Ursachen der Krankheit anlangt, so stehen ihm zwei Annahmen im Vordergrund. Entweder, meint er, war das Skalpell infiziert, oder der verseuchte Dampf des Bades drang in die Wunde ein und teilte sich dem Blute mit. Was die erste Annahme betrifft, so erinnert er sich daran, was ihm der Kaiser Ferdinand erzählte über den Saft des Helleborus niger, womit die spanischen Jäger die Pfeile vergiften, um damit wilde Tiere, besonders aber Hirsche zu töten. Er erzählte, dieser Saft werde zu Beginn des Sommers aus der ganzen Pflanze herausgepreßt, in den Sommermonaten an der Sonne präpariert und in Ochsenhörnern aufbewahrt. Koste man ihn mit der Zunge, so mache er keinen Schaden; werde er in das Blut gebracht, so sei er tödlich. Die durch ihn vergifteten Tiere würden anfangs wie besinnungslos; als hätten sie ihre Sehfähigkeit verloren, irrten sie umher; schließlich fielen sie zusammen und verendeten in einer halben Stunde. Ihr Fleisch könne ohne Schaden genossen werden. Adam Dietrichstein, Obersthofmeister des Kaisers, fügte der Erzählung noch hinzu: Einem Esel, dessen Rücken durch die Traglasten aufgerieben und verwundet war, wurde ein auf die erwähnte Weise vergifteter und getöteter Hirsch aufgeladen; der Leichnam berührte zufällig die blutige Wunde; der Esel wurde gleichfalls vergiftet, so daß er noch am Wege, bevor er den aufgeladenen Hirsch nach Hause gebracht hatte, verendete. —

Nach Anführung einiger ähnlicher Beispiele gibt Crato seiner Meinung dahin Ausdruck, daß sicher das Skalpell — und zwar entweder durch den, der es handhabte, oder durch den, bei dem es angewendet wurde, oder aber durch irgend eine andere Weise infiziert worden war. Er erinnert sich auch einiger Fälle in seiner Praxis, wo die mittels eines unreinen Skalpells Skarifizierten an Eiterungen gestorben waren und eines anderen Falles, wo die betreffende Person in höchster Lebensgefahr gewesen war, weil ihr der Barbier mit einem Skalpell zur Ader gelassen hatte, das er zuvor zur Eröffnung eines Geschwürs gebraucht hatte.

Nach all dem nehmen ihn die Brünner Infektionen nicht Wunder, und er spricht die Vermutung aus, daß ihre Ursache auch ein Badediener sein konnte, der vielleicht von einem Angesteckten zu den

Nichtangesteckten hin und her lief, sein Instrument immer von neuem infizierte und hierdurch die Krankheit vervielfältigte.

In zweiter Linie erst könnte, meint er, die Ursache in einer Verseuchung des Dampfes zu suchen sein. Immerhin sei es dann auffallend, daß die Krankheitskeime nur jenen Körpern, die mittels Skalpellen verwundet waren, entströmten und den Dampf infizierten. Es müßte in diesem Falle angenommen werden, daß das Blut der zur Ader Gelassenen das Schädliche war und daß es eben sofort durch die verwundete Haut der übrigen Geschröpften eindrang.

Vielleicht habe das Kontagium an den Schröpfköpfen gehaftet und seien diese von den Badedienern nicht genügend gereinigt worden. Auch das Menstrualblut und das Blut der Leprösen besitze ja eine erstaunliche Kraft und wenn die Alten die Lehre von der Ansteckung nicht gekannt haben, so sei nicht weniger sicher, daß auch wir nicht alles wissen. Wären außer den Geschröpften auch andere angesteckt worden, so würde die Erklärung des Vorfalles leichter sein; da aber nur jene allein von der Seuche erfaßt worden, so bliebe zur Erklärung nichts anderes übrig als die Annahme der Ansteckung durch das Instrument oder durch das Blut.

Daß prädisponierte und an Säfteverderbnis leidende Leute stärker ergriffen wurden, sei nicht zu verwundern.

Die Art der Ansteckung aber habe mit der der Syphilis nichts gemein. Ob die Brünner Krankheit daher zur Syphilis zu rechnen sei, bleibe zweifelhaft. Der Träger des Kontagiums sei der Eiter gewesen, dieser habe die ganze Blutmasse verdorben.

Im Gutachten Cratos sind uns hauptsächlich zwei Punkte wichtig. Erstens die Annahme, die Ursache der Epidemie sei in den Schröpfinstrumenten und Schröpfprozeduren zu suchen. Hierin stimmen wir ihm rückhaltslos bei. Zweitens der Zweifel, ob die Krankheit in die Kategorie der Syphilis gehöre. Diesen letzteren auszusprechen, war Crato geradezu gezwungen, wollte er seiner im „Commentarius de morbo Gallico“ niedergelegten Meinung treu bleiben, laut der sich die Syphilis weder unter die Gifte noch unter die Fäulnisprodukte einreihen lasse. Pflichtete er der Angabe des Jordanus bei und war er durch dessen Beweisführung überzeugt worden, daß ein Fäulnisprodukt, ein Kontagium, in Brünn so böse gewaltet habe, so mußte er dieser Überzeugung entsprechend die Möglichkeit einer Syphilis ausschalten. Daß er sich hierin durch die Art der Infektion bestärken ließ, mutet uns eigentümlich an, da ja zur Neige des XVI. Jahrhunderts die Möglichkeit, Syphilis außerhalb des Geschlechtsverkehrs zu bekommen, gar nicht unbekannt war.

Allerdings findet sich auch Jordanus nicht so ganz leicht mit der Idee der Syphilis ab. Auch für ihn erschwert die nicht gangbare Art der Ansteckung, noch dazu der massenhaften Ansteckungen den Gang seiner Folgerungen. Er hält die extragenitale Syphilis nur für eine „Ausrede“. Auch er erblickt in der geschlechtlichen Vereinigung die conditio sine qua non für die Erwerbung der Syphilis.

Beide Männer, Crato wie Jordanus, gehen beim Suchen nach der richtigen Diagnose den nämlichen Weg. Nur am Ende gehen sie auseinander. Während Crato bis zum letzten Schritt auf ausgetretenen Wegen wandelt und in seinen vorgefaßten Thesen befangen an abzweigenden, neuen Pfaden ahnungslos vorüberschreitet, sehen wir im Gegensatze zu ihm Jordanus klaren Auges die Identität zwischen dem ihm wohlbekannten Symptomenkomplexe der gewöhnlichen Syphilis und der Brünner Krankheit erkennen und scharf begründen.

War die Brünner Seuche wirklich eine Syphilisepidemie? Kaum wird jemand daran zweifeln, der die Schilderung der Brünner Krankheit aufmerksam gelesen hat, möge er ein noch so großes Vertrauen zur Autorität Cratos haben. Die Beschreibung der Krankheit deckt sich nicht genau mit dem Bilde, das wir heute zu sehen gewohnt sind. Nichtsdestoweniger werden historisch Gebildete nichts Fremdartiges in den Beschreibungen gefunden haben. Sie wissen, daß die Syphilisfälle von damals „viel Eigentümliches, von der jetzt bekannten Krankheit Abweichendes besaßen“ (A. Hirsch). Wollte man dennoch Zweifel hegen, so wäge man noch einmal den Satz des Jordanus ab: die Brünner Krankheit „wich den nämlichen Mitteln, mit denen man die Syphilis zu heilen pflegt“. Eine zuverlässigere Nachdiagnose ließe sich kaum finden. Wie das Quecksilber prompt und radikal gewirkt hat, lehrt uns etwa die Krankengeschichte des Wenzeslaus Rausch. —

Andreas Ludwig Jeitteles aus Olmütz hat im Jahre 1863 in der „Vierteljahrschrift für die praktische Heilkunde“[1]) in einem Nachtrag zu seiner Schrift: „Gibt es eine Knochensyphilis usw.“ die damals fast drei Jahrhunderte alten Erfahrungen des Jordanus sich zunutze gemacht. Er gibt in einem Auszuge des Jordanusschen Werkes jene Teile wieder, deren er bedurfte, um den Antimerkurialisten zu zeigen, daß nicht das Quecksilber die Entstehung von Knochenkrankheiten verschuldet, da ja bei der Brünner Krankheit sogleich im Anfange, wo man noch kein Quecksilber darreichte, Knochenaffektionen schwerster Art in Gestalt von Schmerzen, Auswüchsen, Geschwülsten und von Störungen in den Funktionen der betroffenen Knochen auftraten, und daß zuletzt das Quecksilber die Knochenaffektionen wie überhaupt die ganze Krankheit geheilt hat.

[1]) Herausgegeben von der medizinischen Fakultät in Prag. XX. Jahrgang. 3. Band oder 79. Band der ganzen Folge.

Ganz eigentümlich muten uns die Glossen an, die Alexander Rittmann im I. Heft seiner „kulturgeschichtlichen Abhandlungen" (Brünn 1869, S. 52—55) über die Brünner Krankheit und ihren Darsteller Jordanus macht. Diese Glossen sind umso auffälliger, als Rittmann auf den nämlichen Druckseiten eine hohe Meinung über Jordanus bekundet, ihn eine „Autorität" nennt, und von ihm als von einem Arzte spricht, „der die meisten Zeitgenossen an Bildung überragte."

Wer Rittmanns Abhandlungen kennt, schätzt ihn hoch, weil alles, was er schreibt, sich durch packende Lebendigkeit, ungemein viel Scharfsinn und großen lehrreichen Reichtum an Kenntnissen auszeichnet. Bei solchen Vorzügen hätte Rittmann nicht nötig gehabt, eine Reihe sogenannter geistreicher Bemerkungen zu machen, deren Inhalt näher geprüft, nicht einmal stichhaltig ist. Er macht sich geradezu lustig über den „gelehrten Bucharzt", der den Leuten ohne weiteres Glauben schenkte, daß sie sich die Krankheit unschuldig aus dem Badehaus geholt haben. Die Schröpfinfektion — „die Badhausgeschichte", wie er zu sagen beliebt — betrachtet Rittmann als eine willkommene Ausrede und sagt: „Jordanus verhalf durch seine publizierten Betrachtungen aller Welt aus den heimlichen Verlegenheiten" und vergißt ganz, daß die Initialaffekte ohne Ausnahme an den geschröpften Stellen getroffen wurden und daß Jordanus nicht nur öfters darauf hinweist, sondern als geradezu spezifisches, differenzierendes Merkmal des Brunogallicus hervorhebt, daß niemals an den Genitalien Geschwüre gefunden worden sind. Rittmann irrt daher, wenn er die Brünner Endemie einer schon damals florierenden Straßen-Prostitution zur Last legt, oder sie auf den Besuch der öffentlichen Häuser zurückführen will. Man bedenke, daß unter den Angesteckten auch von 70jährigen, alten Frauen die Rede ist. Die Geschichte der Menschheit kennt außer der Ninon de Lenclos keine Frau, die sich in diesem Alter verführen ließ, oder die man verführen wollte! — Auch möchte ich daran erinnert haben, daß der Endemie ein plötzliches Ende bereitet wurde, als man das Badehaus, — und nicht die öffentlichen Häuser! — sperrte.

Die Daseinberechtigung der Wortzusammensetzung Morbus Brunogallicus ist von Rittmann angezweifelt worden[1]). Die Frage, hatte Jordanus Grund und Berechtigung genug, der Brünner Schröpfungssyphilis eine neue Bezeichnung beizulegen? wird erledigt durch die Existenz einer Reihe von Spezialbezeichnungen einzelner Syphilisepidemien, die bei der historischen Geo-

[1]) Daß dabei für Rittmann ein anachronistischer Irrtum unterlaufen ist, habe ich in meinem „Morbus hungaricus" S. 29 nachgewiesen.

graphie der Syphilis aufgezählt und behandelt werden: die Radesyge, das Jütländische Syphiloid, die Ditmarsische Krankheit, die Sibbens, das Litthauische und Curländische Syphiloid, die Falcadina, der Scerljevo, das Male di Breno, die Frenga, das Hessische Syphiloid, das Spirocolon und das Kanadische Syphiloid [1]).

In einer jeden dieser Endemien findet sich ein Zug, der in irgend einer Hinsicht auffällig und der betreffenden Epidemie eigentümlich ist, sie von den übrigen — sei es in der Art der Ausbreitung, sei es in dem zähen Bestehen oder dem raschen Verschwinden u. s. w. — unterscheidet. Diesen besonderen Merkmalen soll eben durch das Beilegen einer eigenen Benennung Rechnung getragen werden. Die Bezeichnung „Brunogallicus" ist den meisten angeführten Benennungen insofern bei weitem überlegen, als sie das Wesen der Brünner Krankheit durch das Beiwort „gallicus" sofort ankündigt.

Die Schrift des Jordanus, mit der wir uns in diesem Hefte befaßt haben, ist und bleibt eines der schönsten Beispiele für den Ernst und die Gründlichkeit, womit ein trefflicher Arzt des 16. Jahrhunderts Epidemiologie betrieb, indem er, zunächst auf gebahnten Straßen wandelnd, willig auch neue ungekannte Pfade einschlug, als streng wissenschaftliche Beobachtung und logische Folgerung ihn dahin wiesen.

[1]) August Hirsch, a. a. O., S. 364—369.

Abhandlungen aus der Seuchengeschichte und Seuchenlehre

von

Prof. Dr. med. **Georg Sticker** in Bonn a. Rh.

I. Band: Die Pest

VIII, 478 S. 12 Karten. I. Teil: Die Geschichte der Pest 1908. 30 Mk.

VIII, 542 S. 5 Textbilder. **II. Teil: Die Pest als Seuche und als Plage** 1910 30 Mk.

In den zwei Teilen ist der I. Band: Die Pest abgeschlossen

Aus dem „Vorwort".

Ich beabsichtige, eine Folge von Abhandlungen aus der Seuchenlehre herauszugeben, und beginne mit der Darstellung der Pest.

Zwar ist die Zahl der Bücher über diese Seuche bereits so groß, daß ein Menschenleben nicht mehr dazu ausreicht, um sie alle zu lesen. Aber ich glaube, ein besonderes Recht zu haben, die Pest aufs neue darzustellen.

Nicht deshalb, weil ich, als Mitglied der vom Deutschen Reiche zur Erforschung der Pest nach Indien entsandten Kommission, sie vor elf Jahren an einem ihrer Hauptherde untersucht habe. Das haben außer mir manche Andere getan. Auch nicht deshalb, weil ich sie etwa sorgfältiger und eifriger als Andere untersucht hätte. Man kann ein gutes, ja ein berühmtes Buch über die Pest schreiben, ohne je einen einzigen Pestfall gesehen zu haben, wie das Beispiel Griesingers beweist oder noch besser das Beispiel Muratoris, der nicht einmal Arzt war. Auch nicht deshalb, weil ich mich der Geschichte der Pest mit soviel Hingebung und Ausdauer wie wenige Andere gewidmet habe. Denn man darf sein ganzes Leben Seuchengeschichte und besonders Pestgeschichte getrieben haben und dennoch in der Auffassung völlig irregehen, wie Hecker, der in der Pest nicht weniger als in den anderen Völkerseuchen eine notwendige Entwicklungsstufe der Menschheit sah, oder wie Haeser, der anfänglich die attische Seuche des Thucydides als eine zu ihrer vollen

Eigentümlichkeit noch nicht entwickelte, gewissermaßen embryonische Bubonenpest, den schwarzen Tod als die vollausgebildete Pest und die Ausbrüche in der ersten Hälfte des neunzehnten Jahrhunderts als die letzten Züge der absterbenden Pest auffaßte und sich bis zuletzt nicht von der Vorstellung hat befreien können, die Pest habe sich stets aus bösartigen Fiebern entwickelt, und auf der Höhe von Epidemien könnten auch andere Krankheiten den Pestcharakter annehmen.

Vielmehr möchte ich die Veröffentlichung des vorliegenden Buches damit rechtfertigen, daß ich gleich in Bombay die richtige Antwort auf die Grundfrage bei der Erforschung der Pest gefunden habe, auf die Frage nach den Mitteln und Wegen ihrer Verbreitung.

In der Praxis der staatlichen Pestabwehr und Pestbekämpfung handelt es sich einzig um die Ansteckungsgefahren in der Pest. Solange wir diese nicht bis ins Einzelne kennen, ist die Pest unüberwindlich. Die kleinen Mitteilungen, worin ich damals die Mittel und Wege der Pest dargestellt und im Gegensatz zu den Lehren des Kontagionismus und Epidemizismus entwickelt habe, fanden keineswegs Anklang. Vielmehr blieben die meisten Sachverständigen bei dem Bemühen, dem alten Kontagionismus in neuer Form den Sieg zu verschaffen, und zuckten die Achseln, wenn Einer auf die Unzulänglichkeit der Meinung, alle Pestgefahr gehe einzig und allein und unmittelbar vom kranken Menschen aus, mit epidemiologischen und historischen Gründen hinwies. Im besten Falle gestanden sie den Ratten eine Teilnahme an der Pestverbreitung zu.

Inzwischen haben die fortschreitenden Erfahrungen in Indien und überall da, wo die Pest in den letzten Jahren zu ihrer Abwehr aufgefordert hat, mehr und mehr meine Darstellung bekräftigt, wonach die Pest ursprünglich eine Seuche verschiedener Nagetiere ist, wonach als unentbehrliche Zwischenträger zwischen Tier und Mensch blutsaugende Schmarotzer wirken, der Mensch dem Menschen unmittelbar gefährlich nur durch Anhusten, weit öfter mittelbar durch Ungeziefer wird und die Verpestung von Gewand, Gerät, Wohnung und Ware wiederum die Anwesenheit solchen Ungeziefers voraussetzt. — — — — — — — — — — — —

Die Zukunft wird uns, wenn wir wirklich praktische Epidemiologie treiben wollen, zwingen, endlich das furchtbare Dogma selbstsüchtiger Gewaltherren des vierzehnten Jahrhunderts, der Mensch allein oder der Mensch hauptsächlich sei in Epidemien dem Menschen gefährlich, zu verlassen und endlich aufzuhören, unser Wissen auf die Beziehungen zwischen Seuchenkeim und Mensch und etwa noch auf die notwendigsten Überträger und Zwischenträger, die der Kontagionismus heute schon widerwillig gelten lassen muß, zu beschränken. Die Zukunft wird von uns, falls wir den Anspruch erheben, Seuchengesetze zu machen und Seuchenpolizei zu treiben, verlangen, daß wir zuerst Loimologen seien, die mit erweitertem Blick alle die natürlichen Vorgänge, auf deren Boden sich mehr oder weniger zufällig und notwendig eine Epidemie entwickelt, zu überschauen vermögen. — — — — — — — — — — —

I. Band. — Die Pest.

Erster Teil: Die Geschichte der Pest.

Zweiter Teil: Die Pest als Seuche und als Plage.

Erste Abteilung: **Die Pest als Seuche.**

Verzeichnis der Karten, die dem ersten Teile beigegeben sind.

Aus Besprechungen des ersten und zweiten Teils:

Zuerst staunt man über die enorme Belesenheit des Verfassers, der seinem Feinde nicht nur in naturwissenschaftlichen und historischen Werken, sondern auch in vergilbten Stadtchroniken und in der scheinbar gänzlich unbeteiligten Dichtkunst nachspürte. *An historischer Genauigkeit und Treue läßt Sticker weit hinter sich, was je vor ihm geschrieben worden ist.* Aber man glaube ja nicht, die Lektüre dieser Extrakte sei ein trockener Genuß. Die Kunst der Darstellung ist so groß, daß das Ganze sich im Gehirn des Lesers zu einem historischen Roman von gigantischen Formen zusammenfügt, in welchem die Szenerie fortwährend wechselt, die Einheit der Handlung aber streng gewahrt bleibt. Wer einen Scheuklappenhorizont hat, lasse ja die Finger von dem Werk! Um so größeren Genuß werden davon diejenigen haben, die nicht ihre Schule für den Nabel der Welt und das Jahr 1908 für das Jahr der Vollendung halten, sondern die über Raum und Zeit in die grenzenlose Geschichte zu blicken vermögen. Buttersack (Berlin) in den Fortschritten der Medizin.

Es wendet sich eindringlich an den Pathologen und Kliniker von heute, an den Seuchenhygieniker und an die Leiter der Staaten, an die Gesundheitsbehörden im weitesten Sinne. Darum hat das Buch auch allen irgend entbehrlichen gelehrten Ballast aus der Seuchengeschichte abgestreift, giebt alle historischen Berichte über Ursprung und Verbreitung und Verheerungen früherer Epidemien nur in gut lesbarer Übersetzung, sieht von allen Citaten ab, um den starken Fluß der Darstellungen nirgends zu hemmen, und setzt als „pièce justificative" nur die Namen der Autoren in Klammer für den, der nach weiterer Nachricht verlangt oder die Quellen selbst prüfen will, wozu ihm auf Grund dieser Autoren und Namen das eingehende Literaturverzeichnis am Ende Gelegenheit giebt. Der Historiker hätte es vielleicht gern bequemer gehabt mit der Quellenkontrole und -benutzung, auch er wird sich gern den großen Zwecken beugen, zumal ihm das Buch von Sticker *ein auch quellenforschend, trefflich fundiertes Material ausgezeichnet bearbeitet bringt und so viel Licht in die Geschichte der Pest gebracht hat,* wie es auch die besten Gesamtdarstellungen der Vergangenheit oft sehr vermis en lassen. Sudhoff (Leipzig) in Schmidts Jahrbüchern der Medizin.

Der Verfasser ordnet den Stoff zu übersichtlichen „Jahrbüchern der Pest", die so gründlich durchdrungen und verarbeitet sind, *daß die naturgemäß immer ähnlichen Schilderungen nie ermüden, sondern oft genug einen lebhaften kulturgeschichtlichen und rein menschlichen Reiz ausüben.* Deutsche Medizinische Wochenschrift.

Aber auch in Europa dürfen wir uns nicht in Sorglosigkeit wiegen; ausgezeichnet sind zwei Bilder, die der Verfasser davon entwirft, wie sich auch hier die Pest verbreiten könnte. Kißkalt (Berlin) in der Deutschen Vierteljahrsschrift für öffentliche Gesundheitspflege.

Aus der Betrachtung der Pestgefahr für den Menschen, der Entwicklung und dem Verlauf der Epidemien, ihren Äußerungen und Folgen sowie aus der Geschichte der Pestabwehr *ergeben sich die von dem modernen staatlichen Programm vielfach abweichenden Grundzüge der Pestbekämpfung; die Aufgaben des Staates, die Mittel und Wege der zukünftigen Abwehr werden klar gezeichnet.*
F. Reiche (Hamburg) im Zentralblatt für innere Medizin.

So haben wir denn dank Stickers unheimlichem Wissen und seiner grandiosen Erfahrung ein zweibändiges Pestwerk vor uns, das auf der Höhe der Gegenwart stehend, eine universale Bedeutung besitzt und *ein dauerndes Monument in der deutschmedizinischen Literaturgeschichte* bleiben wird. Pagel (Berlin) i. d. Medizinischen Presse.

Wie *dem Forscher* auf dem Gebiete der Seuchengeschichte das Werk Stickers *unentbehrlich* sein wird, ebenso kann dasselbe *dem beamteten Arzte, dem Kliniker, Pathologen und Hygieniker wie dem praktischen Arzte dringend zum Studium angeraten* werden, wenn er das Wesen und die Epidemiologie der Pest so erfassen will, wie sie vom wissenschaftlichen Standpunkte aus aufgefaßt werden muß.
Schöppler (Regensburg) in der Wiener Med. Wochenschrift.

. . . Manch einer wird denken, diese Dinge seien genugsam bekannt. Allein das Wesentliche ist der Standpunkt, von welchem aus man die Dinge betrachtet; und *da noch keiner einen solch universellen Standpunkt eingenommen hat, so resultieren daraus naturgemäß ganz neue Bilder und Anschauungen.* Freilich, wer einem Manne wie Sticker in die Vorzeit und in ferne Gegenden folgen will, muß schon etwas mehr besitzen als die üblichen Kenntnisse von heute, zum wenigsten einen bildsamen, aufnahmefähigen Geist . . . Indessen, wenn auch die Gegenwart diesen Gelehrten nicht in seinem ganzen Wert erkennt, so können wir Deutsche doch stolz sein, ihn zu besitzen. Keine andere Nation kann uns solche Männer nachmachen mit einem derartigen tiefgründigen Wissen und einem erhabenen Idealismus, der ihn unbekümmert um Beifall oder Tadel der Menge dahinschreiten läßt „froh seines Weges, froh seines Zieles". Buttersack (Berlin) in den Fortschritten der Medizin.

Die Bewunderung des Historikers der Seuchen wächst von Seite zu Seite beim Lesen dieses überaus fleißigen, gründlichen und tiefdurchdachten Buches, das die Schärfe klinischer Beobachtung von heute und volle Beherrschung der bakteriologischen Ergebnisse, der gesamten modern-biologischen Mikroorganismenkunde und aller jüngsten ätiologischen Errungenschaften mit dem sorgsamsten Studium der in den Archiven der Seuchen historisch bewahrten dokumentalen Quellen aufs glücklichste vereinigt.
Sudhoff (Leipzig) i.d. Mitteilungen zur Geschichte d. Medizin u. d. Naturwissenschaften.

The book shows evidence of great industry on the part of the author in collecting together historical and modern information on plague. *As a work of reference the book will surely prove invaluable.* The Journal of Hygiene.

Mit Recht hat St. bei seinem Riesenunternehmen zunächst an die Geschichte gedacht. Sie ist das A und O auch der praktischen Arbeit nach dem bekannten Ausspruch, daß die Geschichte einer Wissenschaft die Wissenschaft selbst ist. Daß St. *in beiden Gebieten, dem praktisch- wie dem historisch-medizinischen gleich berufener und bewährter Meister* ist, das haben seine bisherigen klinischen und hygienischen, populären wie populär-wissenschaftlichen Arbeiten bewiesen. Das beweist auch seine Universal-Pestgeschichte, von der wir wünschen, daß ihre Schwestern nicht zu lange auf sich warten lassen mögen. Pagel (Berlin) in der Deutschen Literaturzeitung.

C. G. Röder G. m. b. H, Leipzig.

Druck von Otto Kindt, Gießen

www.ingramcontent.com/pod-product-compliance
Lightning Source LLC
LaVergne TN
LVHW060620300926
849162LV00008B/1663